Julia Bräutigam

Glückspilz mit Narben

Transplantationen, Schlaganfälle, Nahtod und Krebs – ein glückliches Leben am Limit

Manuela Kinzel Verlag

„Wenn du in einer Situation bist, die du nicht magst,
dann hast du genau drei Möglichkeiten:
verlasse die Situation,
ändere deine Sicht/Einstellung darauf/dazu oder
akzeptiere die Situation vollkommen."
(Ernst Georg Bräutigam)

Danke, Papa, dass Du mir beigebracht hast,
nicht wegzulaufen oder einfach zu akzeptieren.
Danke, Mama, dass Du immer da warst.
Danke, Leon und Paula, dass ihr überlebt habt
und meine sicheren Wurzeln seid!

Inhaltsverzeichnis

Vorwort

Wie schafft man es, trotz zahlreicher Rückschläge und Hindernisse, den Mut und die Zuversicht für das Gelingen einer Transplantation nicht zu verlieren?
Was führt eine junge Mutter und Tochter dazu, den Lebensmut zu behalten?
Das haben wir uns als Eltern oft gefragt.
Nachdem von Julia der Entschluss darüber gefasst wurde, die Erfahrungen, die zur Transplantation geführt haben, niederzuschreiben, haben wir mehr über ihr Innerstes erfahren. Uns wurde schlagartig vieles klarer über die Begleitumstände, die mit ihrem Diabetes verbunden sind.
Sie hat in den Jahrzehnten, die sie mir ihrer Krankheit leben musste, den Lebensmut nicht verloren.
Trotz ihrer Behinderung die positiven Dinge des Lebens in den Fokus zu stellen, ist ihr gelungen.
Hierfür bewundern wir sie.
Mit der Transplantation wurden die Einschränkungen, die mit dem Diabetes verbunden waren, beseitigt. Es tun sich jedoch neue Hindernisse auf. Diese müssen überwunden werden.
Auch darüber schreibt sie im vorliegenden Buch.
Was geblieben und gestärkt wurde, ist ihr unbändiger Lebensmut und die Zuversicht, dass die Hürden, die das Leben mit sich bringt, gemeistert werden können.

Ernst Georg Bräutigam, Vater von Julia

Einleitung

Heute ist ein sonniger Tag. Ich glaube, man versteht die wahre Bedeutung von Sonnenschein nicht, bis man versucht hat, die Sonne zu spüren. Auf der Haut und im Herzen!

An Tagen mit Sonnenschein singt die Welt. Alles glitzert. Dein Körper, mit dem du die Sonne aufsaugen kannst, wird dir zur Schlagader, das Blut strömt, der Wind trägt dich, er trocknet deine Tränen, Düfte wecken Erinnerungen, deine Seele wird geheilt. An sonnigen Tagen. Draußen in der Natur, in deinem wunderbaren Körper, mit klaren Gedanken.

Aber die Tage, über die dieses Buch berichtet, waren nicht nur solche Tage ... Die Sonne schien, aber der Körper und die Seele, die die Sonnenstrahlen auffangen könnten, waren nicht unversehrt. Beides war vernarbt:

Ich persönlich habe Narben nie als Trophäen, Medaillen oder Zeugen von Heldentaten gesehen. Warum auch sollte mir mein Körper eine Auszeichnung verleihen, weil ich zu doof war, ein Brotmesser richtig zu halten oder abzuwarten, bis ein Pickel von selbst abheilt? Narben waren für mich lange Zeit Makel, die es mit Salben und Massagen möglichst unsichtbar zu machen galt. Und dann kam dieser heiße Tag an der Ostsee. Wir waren zwischen dem Sandstrand und der Promenade unterwegs und ich hatte einen alte-Frauen-Badeanzug dabei, der meine erste Transplantationsnarbe für andere verdecken sollte. Und noch während ich diesen besagten (scheußlichen) Badeanzug anzog, beschloss ich, mutig zu sein und meine Narbe sichtbar zu machen. Die Narbe sah alles andere als schön aus. Sie teilte meinen Bauch in zwei Hälften. Vom Magen abwärts, um den Bauchnabel eine scharfe Linkskurve schlagend zur Kaiserschnittnarbe. Inklusive aller weiblichen Merkmale trug ich quasi einen Smiley auf dem Bauch durchs Leben. Unvermittelt wollte ich Luft, Licht und Blicke an die Narbe lassen. Und es fühlte sich überraschend befreiend und richtig an ... Sie ist keine Trophäe, keine Auszeichnung, eher eine stille Erklärung, warum ich oftmals so bin, wie ich eben bin, meine Meinungen und meine Standpunkte habe. Sie gehört zu mir, ich verdanke ihr ein Weiterleben und ich wollte sie nicht länger verstecken.

Der Badeanzug verschwand wieder in meiner Strandtasche und ich holte den Bikini in Leuchtfarben heraus. Und es gab Blicke. Oft verstohlen, mehr spürbar als sichtbar, heimlich, interessiert, aber niemals fragend; Kinder starrten und wurden von ihren Eltern peinlich berührt weggezogen, wenn sie ihre Eltern lauthals um eine Erklärung baten. Erwachsene schienen dankbar, nicht selbst einen solchen rotwulstigen Smiley auf dem Bauch zu haben.

Eineinhalb Jahre später gab es wieder Blicke. Diesmal unangenehmer, weil permanent und oft mitleidig, aber genauso verstohlen wie schon damals.
Diesmal war die Transplantation der Niere und Bauchspeicheldrüse geglückt und wegen der Immunsuppression[1] musste ich die ersten Wochen einen Mundschutz tragen. Nur innerhalb der eigenen Wohnung und beim Zusammentreffen mit meiner Familie konnte ich unkostümiert herumlaufen. Sobald ich mich zum Einkaufen, auf Ämter oder zum Essen, also im öffentlichen Raum bewegte, war mir der Mundschutz quasi angewachsen. Durch das Ding kriegt man verdammt schlecht Luft, man schwitzt und der Kreislauf bleibt nicht stabil. Es ist also alles in allem nicht die angenehmste Art, unter Leute zu gehen. Aber genau das musste ich: unter Leute gehen! Ich musste, ich wollte raus und möglichst gewöhnlich am Leben teilnehmen. Und weil ich immer schon Spaß daran hatte, in andere Rollen zu schlüpfen, suchte ich mir Prominente aus, in deren Rolle ich schlüpfte, wenn ich das Haus verließ. Mal war ich als Justin Bieber unterwegs im Supermarkt und wurde verstohlen beobachtet, mal war

---

[1] Immunsuppression: die Unterdrückung des körpereigenen Abwehrsystems mittels Medikamenten. Die Immunsuppression muss lebenslang eingenommen werden, damit die transplantierten Organe nicht vom körpereigenen Abwehrsystem abgestoßen werden.

ich ein lokaler Politiker im Fokus der Öffentlichkeit. Ich konnte fühlen, was sie fühlen, wenn sie vom Abhandensein der Privatsphäre sprechen ... Der Effekt blieb der gleiche und war auf den Gesichtern abzulesen. „Die arme Frau hat bestimmt Krebs. Und dann ist sie auch noch Mutter eines kleinen Mädchens! Wie schrecklich! Wir sollten demütiger sein!" Der positive Nebeneffekt auch hier: Verkäuferinnen waren spürbar freundlicher und bemühter, wenn ich meine Maske trug und von Straßenzeitungs-Verkäufern wurde ich nicht mehr angesprochen. Im Laufe der Wochen habe ich mit meiner Tochter ein Spiel entwickelt, dass es uns ermöglichte, das Gestarre für uns zumindest amüsant umzumünzen: Sobald jemand unverhohlen kuckte, schauten wir so lange starr zurück, bis derjenige peinlich berührt wegsah. So hatte ich das Gefühl, eine Waffe zu besitzen. Nicht schutzlos ausgeliefert zu sein. Denn so fühlt man sich nun mal: schutzlos, gebrandmarkt, sichtbar verletzt, einfach anders und unwohl. Ich stehe nicht gerne im Mittelpunkt. Ich bin kein Bühnenmensch, eher eine Strippenzieherin im Hintergrund.

1. Die Vorgeschichte – oder – wie konnte es so weit kommen?

Als 8jähriges Mädchen erhielt ich die Diagnose „Diabetes mellitus Typ 1“, kurz: Zuckerkrankheit. Im Gegensatz zum wesentlich häufiger vorkommenden Typ 2 Diabetes Mellitus (auch Alterszucker genannt), der sich mit Tabletten, Bewegung und kontrolliertem Essen im Griff halten lässt, muss sich ein Diabetiker mit Typ 1 Insulin spritzen und seinen Blutzuckerspiegel laufend selbst bestimmen. Als Achtjährige bedeutete das circa acht Mal täglich einen Blutzuckertest und spritzen, zuerst mit Einmalspritzen – später mit dem Insulin-Pen, der wenigstens schon aussah wie ein Kugelschreiber.

Ich hatte eine schöne Kindheit. Ich wuchs in einer Kleinstadt auf, der Kindergarten befand sich zwei Häuser weiter und auch später die Schule konnten wir in 10 Minuten zu Fuß erreichen. Ganz selbstverständlich liefen wir zur Schule und nach Hause. Ein Elterntaxi hat es in unserem Umfeld nie gegeben. Mein 2 Jahre jüngerer Bruder und ich haben uns mit etwa 10 Jahren ein „Geheimversteck“ an einem Hang oberhalb einer Bahnstrecke gesucht, die von ICEs viel genutzt wurde. Wir waren frei, mutig, stellten uns Herausforderungen und hatten einen sicheren Hafen.

Mein Bruder entwickelte in seiner Kindergartenzeit eine Nierenschwäche, die mit Kortison behandelt wurde. Er wurde viel verspottet, weil er vom Kortison so aufgedunsen war. Meine Eltern haben sich viel Sorgen um ihn gemacht, ihm natürlich viel Beachtung geschenkt. Zu dieser Zeit erzwang ich mir die Aufmerksamkeit meiner Eltern und holte mir den Diabetes in mein Leben. Rein technisch betrachtet lief die Krankheitsentwicklung natürlich anders ab: Ich war schon immer eine kleine fürsorgliche Katzen-Mama gewesen. An einer Straße entdeckte ich einmal auf dem Nachhauseweg von der Schule eine kleine Katze. Ich lockte sie zu mir, um sie zu streicheln. Als sie zu mir gelaufen kam, kam plötzlich ein Auto (in meiner vagen Erinnerung war es ein Lastwagen) und überrollte das kleine Lebewesen. Das Fahrzeug fuhr über ihren Kopf und die Augen schossen wie in Zeitlupe aus dem kleinen Schädel. Passanten entdeckten mich etwa eine Stunde nach der Kollision der Katze regungslos an der Straße stehend mit vor Schock weit aufgerissenen Augen. Zwei Wochen später diagnostizierte man die Zuckerkrankheit.
Der Diabetes war nicht lange unbemerkt geblieben: Diabetiker werden es kennen: Man hat gerade im Anfangsstadium dieser Krankheit einen unglaublichen, kaum stillbaren Durst. Ich erinnere mich an einen Abend, an dem meine Eltern ins Kino gegan-

gen waren. Meine Oma hatte auf uns aufgepasst. In meinem Elternhaus gab es nur zu besonderen Anlässen wie Weihnachten oder einer Geburtstagsfeier Softdrinks wie Cola, Fanta oder Sprite. Dieser Abend scheint wohl im Vorfeld eines solchen „besonderen Anlasses“ gewesen zu sein. Jedenfalls stand ausnahmsweise eine Kiste Cola im Keller. Vom ungeheuren Durst getrieben, schlich ich mich immer wieder nachts in den Keller, um wieder und wieder eine neue Flasche Cola zu holen, die ich dann umgehend in meinem Kinderbett trank. Als mich mein Vater morgens aufweckte, blieb er an verschütteter Cola auf dem Boden kleben. Zuerst war er verärgert, aber dann stellte er verwundert fest, dass ich nachts den gesamten Cola-Kasten mit 12 Ein-Liter-Flaschen geleert hatte. Trotz der unglaublichen Menge an Zucker war ich aber zusehends dünner geworden, blasser und nahezu deliriös verwirrt. Meine Blutzuckerwerte müssen damals durch die Decke gegangen sein! Sofort kam von den Ärzten die Diagnose „insulinpflichtiger Diabetes“.
Da meine Mutter in den ersten Jahren die Einstellung meiner Blutzuckerwerte übernahm, lebte ich in einem Korsett aus Geboten und Entsagungen. Es gab damals noch keine Softdrinks ohne Zucker, keine zuckerfreie Schokolade. Ich liebte aber Schokolade über alles und ließ sie mir auch nicht versagen. Von meinem Taschengeld kaufte ich mir des Öfteren

5er Packungen Schokoriegel und aß sie auch sofort auf. Mit zunehmendem Alter übernahm ich die Kontrolle und die Insulinanpassung per Spritze auf meine Zuckerwerte immer mehr selbst. Ich lebte die Pubertäts-Rebellion über eben diese Zuckerwerte beziehungsweise die nicht-Kontrolle der Werte aus. Folgeschäden blieben hier natürlich nicht aus. Ich erinnere mich an zahllose heiße Sommer, in denen ich trotz meiner Jugendlichkeit an dicken Beinen wegen der Wassereinlagerungen litt. Ich erinnere mich an sehr häufige schwere Unterzuckerungen und genauso viele sehr hohe Blutzuckerwerte. Häufige Ohnmachtsanfälle mit tiefer Bewusstlosigkeit waren die Folge.

Damals war die Niere wohl schon angegriffen. Im Laufe der Jahre verstärkte sich dieses Muster und mein Diabetes wurde zu einem kaum einstellbaren Risiko. Die Blutzuckerwerte schwankten extrem und vor allem ohne ersichtlichen Grund. Häufige Unterzuckerungen und Entgleisungen in beruflichen Meetings, am Steuer meines KFZs und vor allem nachts waren kaum zu zählen.

Mit 16 Jahren fiel ich in ein tiefes 5tägiges Koma. Wir lebten damals auf dem Land und die Notfallversorgung fand in einem ländlichen kleinen Krankenhaus statt. (Dieses Krankenhaus ist mittlerweile geschlossen.) Der Blutzucker ließ sich zu diesem Zeitpunkt nicht mehr kontrollieren, ich konnte so hohe Dosen spritzen, wie ich wollte, der Blutzucker ließ sich nicht senken. Nach anhaltenden Durchfällen und völliger Dehydration brachte mich meine Mutter in besagtes Provinzkrankenhaus. Nicht-Mediziner, nicht-Diabetiker müssen dazu wissen, dass es bei einem lebensbedrohlich hohen Blutzuckerwert neben dem Senken des Blutzuckers oberste Priorität hat, viel zu trinken. Ansonsten drohen die Nieren zu versagen, die Funktion sämtlicher Organe stellt der Körper auf ein Minimum ein, das Gehirn kann ohne ausreichende Flüssigkeitszufuhr nicht mehr arbeiten ...

Ich erinnere mich an einen solchen Fall in meiner frühen Jugend: Ich war mit einer Jugendgruppe mit den Fahrrädern zu einem etwa 10 km entfernten Badesee gefahren. Im Laufe des Nachmittags ging es mir zunehmend schlechter. Ich wurde verwirrter und hatte unstillbaren Durst. Meine Insulinspritze war leer, der Blutzucker aber utopisch hoch. Mein Instinkt muss zu diesem Zeitpunkt – wie schon so oft – aber nicht mehr funktioniert haben. Ich habe aber durchgehalten, bis auch die anderen nach Hause fahren wollten. In der Dämmerung machten wir uns auf den Weg. Ich fiel immer mehr zurück, so leichenblass und schwach, wie ich war ... Schließlich hielt ich es vor Durst nicht mehr aus und legte mich, bereits im deliriös Zustand, an den Rand des Feldwegs und trank gierig aus einer dreckigen Pfütze, so

groß war die Not. Trotzdem hatte ich noch dafür gesorgt, dass niemand das Ganze mitbekam. So kam ich halb tot zuhause an.
Zurück zum Provinzkrankenhaus: Die Anweisung der diensthabenden Ärzte (eine absolute Fehlentscheidung!): Keine Flüssigkeit! Kein Tropfen!
Der Mut und der Instinkt meiner Mutter haben mir hier das Leben gerettet. Gegen die Anweisung der Ärzte schmuggelte meine Mutter einen feuchten Waschlappen zu mir, an dem ich saugen konnte. Trotzdem fiel ich ins Koma und habe keine Erinnerung mehr an die folgenden vier/fünf Tage. Aber **diese eine** Erfahrung ist glasklar:
Es war eine Nacht auf der Intensivstation. Neben allen traumlosen Nächten zuvor hatte ich in dieser Nacht ein lebensveränderndes Erlebnis. Ich „träumte“ oder besser ich SAH mich auf einem Pferd zum hell strahlenden Vollmond in rabenschwarzer Nacht reiten. Das Licht war magisch, anziehend, schien unausweichlich. Es war warm, ich war leicht und es fühlte sich an, als würde ich schweben. Blitzschnell zogen Bilder durch meinen Kopf: von einer Zukunft, von Kindern, von einer glücklichen Julia. Und ich habe zu mir selbst gesagt: „Nein, das kann‘s nicht gewesen sein! So stirbst du nicht. Nicht so und nicht jetzt. Kehr um!“ Und ich bin umgekehrt.
Meine Eltern haben dafür gesorgt, dass mich ein Krankenwagen mit Blaulicht in die Uniklinik Re-

gensburg gebracht hat. Sie müssen Höllenqualen gelitten haben. Meine Mutter sagte mir später, sie habe damit gerechnet, dass ich nicht lebend in Regensburg ankommen würde. In der Klinik haben die Ärzte mir reichlich Wasser eingeflößt. Meine Zunge war durch die fortgeschrittene Austrocknung auf die vierfache Größe angeschwollen. Dementsprechend schwer und vor allem schmerzhaft war der erste Kontakt mit Wasser. Ich habe jetzt noch Einstichnarben am Hals von den zahllosen Versuchen, in meine kaum noch tastbaren Venen einen Zugang am Hals zu legen. Ich habe jeden Einstichversuch gesehen, nicht gespürt, ich habe mich beobachtet. Ich habe mich von oben auf dem OP-Tisch liegen sehen und war seltsam emotionslos. Keine Trauer, keine Furcht spürte ich – eher Neugier, was da mit meinem Körper passierte.

Die folgenden Wochen waren hart. Nie hätte ich gedacht, dass ich so schnell Muskeln abbauen würde. Ich sah aus wie ein Skelett mit Haut dran. Auf einem Laufband erlernte ich mühsam wieder das Laufen. Noch Jahre nach diesem Erlebnis habe ich lange gebraucht, um eine Straße zu überqueren. Ich habe meinen Beinen einfach nicht vertraut, glaubte nicht, dass sie mich sicher auf die andere Straßenseite bringen würden.

Wir reden familienintern noch manchmal über einen der ersten Nachmittage, an denen mich meine

Mutter in Regensburg besuchte. Nach dem Koma war ich unvorstellbar kraftlos, schlief oft den ganzen Tag. Sogar meine Haare hatten jegliche Kraft aufgegeben und meine starken Locken hatten sich zu unlösbaren Knoten verbunden, wie mit Kleister eingeschmiert. Es gab damals einen jungen Zivildienstleistenden auf meiner Station im Uniklinikum Regensburg (ich nannte ihn liebevoll den Indianer, weil er lange Haare hatte, wenig sprach, aber etwas Heldenhaftes ausstrahlte). Dieser Zivi hatte sich offenbar einen ganzen Nachmittag Zeit genommen und sich voller Hingabe der Entwirrung meiner Haare gewidmet. Vermutlich haben ihm meine verzweifelten Eltern leidgetan. Um sein Werk stolz zu präsentieren, hatte er meine Haare nach oben auf dem Kopfkissen des Krankenbettes ausgebreitet. Meine Mutter betrat also mein Zimmer und brach weinend zusammen. Für sie hatte mein Anblick eine Aufbahrung dargestellt. Nur zu verständlich: Ich trug ein weißes Nachthemd, sah blass aus, hatte die Augen im Schlaf geschlossen. Arme Mama! Trotzdem kichern wir jetzt darüber.

Ein Symbol ist mir aus dieser Zeit geblieben: Mein Vater hat sich darum gekümmert, dass ich als Zeichen meiner wieder-gewonnenen Mobilität einen fahrbaren Untersatz bekomme. Ein Auto wäre ein probates Mittel gewesen. Auch weil „Auto" auf Lateinisch mit „selbst" übersetzt werden kann. Aber wir wollten mehr Style. Deswegen wurde es eine alte Vespa (Baujahr 1955). Sollte ich jemals am Hungertuch nagen, diese Vespa würde ich niemals hergeben/verkaufen. Sie ist mehr als ein wunderschöner Oldtimer, sie ist mein Symbol fürs Weitermachen, für die Macht über sich selbst.

Es gibt zahlreiche mehr oder weniger klare Erinnerungen an etliche Unterzuckerungen und damit verbundene Ohnmachtsanfälle. Sehr drastisch war sicherlich eine der Unterzuckerungen, die im Vorfeld der Listung[2] bei Eurotransplant[3] (siehe Kap. 4) stattgefunden hat.

Ich war mit meiner damals zweijährigen Tochter Paula zum last-Minute Weihnachtsshopping. Stress ließ meinen Blutzucker entweder sehr ansteigen

---

[2] Listung: Es werden weniger Organe gespendet als benötigt. Patientinnen und Patienten, bei denen aus medizinischen Gründen eine Transplantation erforderlich ist, werden auf Wartelisten gesetzt. (gekürzt von www.organspende-info.de)

[3] Eurotransplant: 1969 gegründete Stiftung mit Sitz in Leiden, Niederlande. Sie ist heute die Vermittlungsstelle für Organspenden in 8 Staaten, den Benelux-Ländern, Deutschland, Österreich, Slowenien, Kroatien und Ungarn. Vorrangiges Ziel ist die optimale Verfügbarkeit von Spenderorganen bzw. -geweben. Weitere Ziele sind unter anderem die Förderung von Forschung zur Verbesserung der Transplantationsergebnisse sowie die Erhöhung der Anzahl von verfügbaren Organen oder Geweben durch Werbung/Aufklärung. (Quelle: Wikipedia)

oder stark abfallen – unberechenbar eben. Beim Bezahlen der Ware fühlte ich mich komisch. Ich schwitzte, mir war schlecht, schwindelig und ich wurde sehr hektisch. In solchen Situationen habe ich sehr oft irrational reagiert, oftmals ein leider fataler Fehler. Ich hatte mir wiederholt in der Panik Insulin gespritzt, das den Blutzucker senkt, obwohl der Blutzucker in dem Moment schon bedrohlich tief war.

Ich verließ also den Laden, setzte Paula in den Kindersitz und fuhr los. Wie ein Roboter. Von da an habe ich nur noch schemenhafte Momentaufnahmen von roten Ampeln, die ich einfach überfuhr, von der Todesangst getrieben, die jede tiefe Unterzuckerung begleitet, in Erinnerung. Im letzten Augenblick habe ich, schon in die tiefe Ohnmacht fallend, mein Auto an die Seite gelenkt, um Paula aus der größten Gefahr zu bringen.

Ich bin im Krankenwagen wieder zu mir gekommen.

Die Polizei, mit der ich noch vom Krankenhaus aus Kontakt hatte, schilderte mir das Ganze folgendermaßen:

Ich bin im tiefen Unterzucker und schon halb ohnmächtig mit Paula etwa drei Kilometer durch die Stadt gefahren. Dann habe ich im letzten Moment, bevor ich zusammensackte, mein Auto in einer Parklücke abstellen wollen und dabei ein anderes parkendes Auto leicht angefahren. Dies hatte ein „zufällig“ vorbeikommender Streifenpolizist gesehen und war sofort dazu geeilt. Er hat mir nachher erzählt, dass er kurz überlegt habe, ob ich ein Junkie bin und mir trotz Baby im Auto den finalen Schuss gesetzt habe, ob ich gerade einen Herzinfarkt erlitten hätte oder Diabetikerin sei. Die Polizisten schlugen mein Fenster ein, riefen den Krankenwagen und versuchten Paula zu beruhigen. Meine kleine Heldin hat auf meinen Insulinpen gedeutet, der unter ihrem Kindersitz lag. Da war für die Streife klar, dass sie es mit einer entgleisten Diabetikerin zu tun hatten. Paula erzählt mir auch heute noch davon, wie schlimm dieser Unfall für sie nachhaltig war. Auch ich hatte noch einige Monate mit diesem Vorfall zu tun. Ich kann wirklich gut verstehen, dass man überlegte, mir die Fahrerlaubnis zu entziehen, auch wenn das für meine Eigenständigkeit ein K.o. bedeutet hätte. Eine wandelnde Bombe wollte ich aber auch nicht sein. Ich bestand die MPU schließlich und durfte den Führerschein behalten.

Wo wir schon bei so viel Dramatik sind, fällt mir ein weiteres dramatisches Erlebnis ein, dass meinen Überlebenswillen geprägt hat, zwar unabhängig von meiner Krankheit, aber nicht weniger nachhaltig.

Als junge Erwachsene hatte ich eine Beziehung zu einem drogensüchtigen Mann. Wie solche Beziehungen typischerweise verlaufen, so war auch unsere Beziehung geprägt von einseitiger Gewalt, Kontrolle und Destruktivität. In einem Drogenrausch kam besagter Partner nach Hause und erdachte sich in seinem Wahn einen Grund, um auf mich einzuprügeln. Vermutlich ging es auch diesmal wieder um Eifersucht. Der „Grund“ ist aber nicht wichtig, da es ohnehin in meinen Augen keinen Grund gibt, eine Frau zu misshandeln. Naturgegeben war ich in der schwächeren Position und hatte mich in der Hoffnung, er habe bald genug geschlagen, kaum gewehrt. Unter anderem packte er mich bei meinen langen Haaren und schlug meinen Kopf massiv gegen die Wand. In diesem Gewaltexzess wurde ich urplötzlich ganz klar und ruhig im Kopf. Ich hatte eine Schere auf dem Fensterbrett entdeckt und stellte mir in Zeitlupe vor, an welcher Stelle ich die Schere in seinen dummen Kopf rammen wollte. Ich hätte mich für die Schläfe entschieden, weil es mir eine gute Stelle erschien, um ihn zu töten und meine Freiheit zu erlangen. Dann setzten logische Gedanken ein. Nämlich die Angst, die Staatsanwaltschaft könne meine Tat nicht als Notwehr anerkennen und mein Lebensplan mit Studium, Kindern und einem unbeschwerten Leben sei dahin. Ich habe ganz ruhig und logisch über eine schwere Straftat nachgedacht. Die Quintessenz aus diesem Nachmittag ist aber hängengeblieben und wird mich hoffentlich mein Leben lang begleiten: Ich wollte und ich konnte unbedingt überleben. Ich könnte töten, wenn mein Leben oder das meiner Lieben existenziell bedroht ist. Diese Szene meiner Ruhe, meiner Logik und eiskalten Überlegungen trage ich bei mir und ich kann immer wieder darauf zurückgreifen. Es mag verdreht klingen, aber im Nachhinein gesehen bin ich diesem „Menschen“ dankbar um die Erfahrung dieses wachen Moments, der mich schon vieles, was später kam, ertragen ließ.

2. Meine Kinder

Als ich 22 Jahre alt wurde, wurde mein Sohn Leon wurde in der 28. Schwangerschaftswoche per Not-Kaiserschnitt auf diese Welt geholt; mit 1.112 g reichte das Gewicht kaum zum Leben. Ursache für das jähe und dramatische Ende der Schwangerschaft war seine Mangelversorgung, begleitet durch eine Gestose (Schwangerschaftsvergiftung durch Bluthochdruck ausgelöst). Den extremen Bluthochdruck hat wiederum die abnehmende Funktion meiner Nieren ausgelöst. Bei einem der täglichen Ultraschalltermine sprang der Arzt auf und schrie: „Raus, das Kind muss JETZT raus!“ Ich kam direkt in den OP. Ich erinnere mich genau an die große Wanduhr. Sie zeigte beim Setzen der Narkosespritze genau 19 Uhr an. In Leons Geburtsurkunde steht 19.05 Uhr

als Geburtszeit. Es musste also anscheinend echt schnell gehen.
Aus meinem Innersten heraus bin ich ein gelassener Mensch, den man schwer aus der Ruhe bringen kann. (Leon wird wahrscheinlich Gegenteiliges berichten. ☺) Der Bluthochdruck kam also (damals noch unentdeckt) von meiner geschädigten Niere.
Meine Tochter Paula war noch „ungeduldiger“. Sie wurde schon in der 25. Schwangerschaftswoche auf die Welt geholt. Sie war dem Tod näher als dem Leben.
Vor ihrer Geburt habe ich meine Kinder bereits täglich auf dem Ultraschall gesehen. Ich wurde als Risikoschwangere genauestens überwacht.
Paula atmete nicht selbstständig, wog nur 890 g und durfte die erste Zeit nicht berührt werden. Ihre Haut (und sämtliche Organe) waren einfach noch nicht reif und hätten dem Druck einer Berührung nicht standgehalten. Der Apgar-Wert bei Neugeborenen zeigt den Zustand des Neugeborenen an. Bei Babys, die gleich nach der Geburt schreien, eine rosige Hautfarbe besitzen, sich regelrecht bewegen und alle Gliedmaßen besitzen liegt der Apgar zwischen 9 und 10. Ein Apgar-Wert von 0 bedeutet Totgeburt. Der Wert bei Paula zeigte 1.
Noch um die 18. Schwangerschaftswoche hat man mir bei einem der zahlreichen Ultraschalltermine nahegelegt, mir Gedanken zu machen, ob ich das

Kind nicht noch abtreiben lassen wolle. – Die Schwangerschaft könne mir „die Niere kosten". Ich habe mich Gott sei Dank FÜR ihr Leben entschieden – wie symptomatisch für dieses Buch. Die Geschichten rund um die Schwangerschaft und Geburt wären Stoff genug für ein eigenes Buch. Aber darum soll es hier ja nicht gehen.
Bei beiden Kindern habe ich harte Monate durchgemacht. Voller Bangen und ständiger (Über)forderung. Die Väter hatten sich bei der Geburt oder sehr zügig danach aus dem Staub gemacht, sich nicht mehr gemeldet, nie Zeit für mich gehabt, kein Gefühl dafür gehabt, dass ich ein gemeinsames Kind geboren hatte. Beide Kinder wurden mir aus dem Bauch geschnitten. Ich empfand es als ein „einschneidendes" Erlebnis. Was war ich damals und auch die folgenden Babymonate glücklich, vor allem, als meine winzige Paula zum ersten Mal schrie. Ich konnte ihre kleine schwache Stimme hören. Und sie atmete selbstständig. Das war ein unbeschreibliches Glücksgefühl!
Lachend und total verwundert haben Paula und ich 6 Jahre später ein altes Video gefunden, das ihr Opa bei einem seiner Besuche auf der Frühchen-Station aufgenommen hatte. Ich habe Paula in einem Wärmebettchen aus der Station geschoben, damit er sie sehen konnte. Total erstaunt und stolz rief er damals aus, wie groß sie doch schon sei. Auf

dem Filmchen war sie immer noch winzig, sie verschwand fast in ihrem Bettchen. Aber offensichtlich war sie schon mächtig groß im Vergleich zu vorher.
Meine Kinder nahmen von Anfang an ihre Lebensretter-Rolle wahr:
Mein Sohn lief zum ersten Mal mit 4 Jahren nachts auf die Straße, um ein Auto anzuhalten. Er hatte seine Mutter im nicht mehr ansprechbaren Zustand im Bett gefunden. Aus Hilflosigkeit rannte er auf die Straße. Wir hatten Glück, die Nachbarn kamen mit dem Taxi von einer Abiturfeier, riefen den Krankenwagen und nahmen Leon für diese Nacht liebevoll bei sich auf. Allzu oft hatten wir aber nicht so viel Glück und die Kinder, Leon 12 Jahre älter als seine kleine Schwester, mussten mit ansehen, wie Sanitäter und Notärzte ihre weggetretene Mutter mit ins Krankenhaus nahmen.
Meine kleine Paula und ihr älterer Bruder waren von Beginn ihres Lebens an davon bedroht, Halbwaise zu werden. Paulas Vater hatte sich von uns wortlos verabschiedet, als sie ein halbes Jahr zählte und gerade aus dem Krankenhaus entlassen worden war. Ich kann nur mutmaßen, weil es nie eine Erklärung gab. Ich vermute also, er hatte sich sein Leben als junger Vater anders vorgestellt. Da lebte mit ihm eine Kindsmutter, die auch in der Schwangerschaft immer wieder in tiefe Unterzuckungen fiel. Anstatt mir zu helfen, einen Notarzt oder sonstige Hilfe zu

holen, hat er mich in den Anfällen gefilmt, um mir nachher beweisen zu können, wie lächerlich ich mich benommen hätte. Er war damals der Überzeugung, ich würde die Unterzucker provozieren. Dann war das Kind endlich da und er konnte es nicht mit nach Hause nehmen und vorzeigen. Wir fühlten uns kaum als neu zusammengewachsene Familie, sondern mehr wie vier Menschen, die unabhängig voneinander ihr Leben versuchten zu bestreiten oder zu überleben.
Hätte ich geahnt, dass ich mit zwei Kindern alleine sein würde, dann wäre meine Entscheidung, nach Leon noch Kinder zu bekommen, vermutlich anders ausgefallen. Aber es gab für mich keine Anzeichen und wie immer hatte ich tiefstes Vertrauen in mich und meine Stärke. Jetzt war ich also das Alpha-Tierchen für mich und zwei Kinder, die beide unter dem Verlust ihrer Väter litten und eine Mutter hatten, die ständig an der Schwelle zum Tod stand.
Für mich und die Kinder waren die folgenden Jahre von Unsicherheit und tiefen Ängsten geprägt. Schweren Herzens habe ich mich damals mit meinem Vater zusammengesetzt und wir haben den „worst case" durchgesprochen. Wer sich für den Fall, dass ich die kommenden Jahre nicht überleben würde, um die Kinder kümmern könne, wo und wie sie erzogen werden sollten und auch in wieweit ich wiederbelebt werden möchte. Eben all die un-

angenehmen Fragen, mit denen man sich erst viel später im Leben beschäftigen sollte. Aber es war eben notwendig, also wurde es gemacht. Und es gab mir ganz nebenbei das sichere Gefühl, auch nach meinem Tod noch möglichst viel im Griff zu haben.

Den Anstoß, mich mal um meine Nieren zu kümmern beziehungsweise sie überhaupt untersuchen zu lassen, gab mir eine Arbeitskollegin. Sie sah mich eines Nachmittags beim Dienst von der Seite an und meinte dann, ich hätte doch was an den Nieren. Ich sei aufgequollen und habe Tränensäcke, die meinem Alter nicht entsprächen. Zunächst war ich verwirrt wegen der „Kritik“, dann nahm ich sie aber ernst und stellte mich in der Nephrologie vor.

Die bedrohlichen Situationen in den Diabetes-Entgleisungen und die damit einherschreitende Verschlechterung meiner Nierenwerte (Stadium I in 2001 und 2016 schon Stadium IV) führten letztendlich zu der Auseinandersetzung mit den Themen „Dialyse“ und „Transplantation“.

Meine Nephrologen am Uniklinikum Regensburg sprachen schon in einem frühen Stadium mit mir über die Option, mich auf die Warteliste von Eurotransplant setzen zu lassen. Dialyse sei in meinem Alter (knapp 40) keine lebenslange Option. Ich habe seit jeher großes Vertrauen in die Ärzte dort und folgte ihrem Rat.

Die Spende einer Niere aus dem Familienkreis kam nicht in Betracht. Eine sogenannte „Lebendspende", also die Spende eines Organs durch Familienmitglieder oder erwiesenermaßen enge Freunde, stellte keine Option für mich dar, da ich mit dem Gefühl, einem Familienmitglied einen Teil seiner Gesundheit durch meine Erkrankung genommen zu haben, kaum leben könnte. Außerdem brauchte ich ja zwei Organe, von denen nur das eine gespendet werden könnte, da der Mensch zwei Nieren besitzt und man mit nur einer gut funktionierenden Niere leben kann. Eine Bauchspeicheldrüse dagegen ist unverzichtbar und kann nicht von jemandem gespendet werden, der nach der Spende weiterleben kann. Ich wusste also, dass ich mich mit der Listung bei Eurotransplant für die sogenannte „Totspende" entscheide.

Ich bin ziemlich sicher, dass jeder mindestens eine Gänsehaut bekommt und ihn Horrorgedanken plagen bei der Auseinandersetzung, einen Organspendeausweis bei sich zu führen. Viele Mythen und Ängste geistern durch jede Schicht unserer Gesellschaft: „Wenn ich solch einen Ausweis bei mir habe, kümmert sich kein Notfallteam oder Sanitäter mehr um mich, weil sie auf meine Organe spekulieren", „Vielleicht spüre ich trotz dem Hirntod noch etwas von der Organentnahme", „Warum sediert man einen Hirntoten noch, wenn er doch angeblich eh

nichts mehr spürt?". Man hört sogar Geschichten, Angehörige hätten den Toten nach der Spende nochmal sehen dürfen und sein Gesicht sei schmerzverzerrt gewesen. Auch ich hatte diese Ängste und Gedanken, bis ich mich mit dem Thema ernsthaft beschäftigen musste.
Die für mich wichtigen Fragen möchte ich im Folgenden kurz anskizzieren:

3. Für mich wichtige Fragen

Werden die Organe vielleicht vorschnell entnommen?

Die Organe werden einem Hirntoten entnommen und nicht einem Toten. Der Unterschied besteht darin, dass beispielsweise ein in seiner Wohnung oder bei einem Unfall bereits tot aufgefundener potentieller Spender als Organspender nicht in Frage kommt, weil beim Organtod sofort die Zersetzung der Organe beginnt. Ein Spender wird also im Zustand des Hirntods in eine Klinik eingeliefert, nicht tot.
Kommt ein Mensch nach Feststellung der Eignung aus medizinischer Sicht für eine Organspende infrage, entscheiden zwei Faktoren darüber, ob eine Organentnahme tatsächlich auch durchgeführt werden darf: Erstens muss eine Einwilligung zur Organ-

entnahme vorliegen. Zweitens müssen zwei Fachärzte – das fand ich entscheidend, um die Befürchtung ausschalten zu können, die Ärzte wollten sich über die Organspende profilieren und unbedingt an meine Organe kommen – unabhängig voneinander den Hirntod nach den Richtlinien der Bundesärztekammer feststellen.

Lässt man mich schneller sterben, wenn ich Organspender bin?

Eindeutig NEIN! Alle Mediziner und das Pflegepersonal haben einen Eid geschworen, alles in ihrer Macht Stehende zu tun, um den Patienten am Leben zu halten und die bestmögliche Versorgung sicherzustellen. Daran würde auch die Knappheit an Spenderorganen rein gar nichts ändern.

Was bedeutet Hirntod?

Eine Person gilt als hirntot, wenn der unumkehrbare Ausfall der Gesamtfunktionen von Großhirn, Kleinhirn und Hirnstamm eindeutig nachgewiesen wurde. Sind diese Kriterien erfüllt, wird das Herz-Kreislauf-System eines Hirntoten kurzzeitig künstlich aufrechterhalten. So werden Organe weiter durchblutet, um sie anschließend zu transplantieren. Der Hirntod wird – wieder von zwei unabhängigen Ärzten – durch eine Vielzahl von Tests und Messungen bestätigt.

Der Hirntote sieht doch aus wie schlafend. Vielleicht wacht er wieder auf?
Der Hirntod beinhaltet die Definition unumkehrbar. Das Herz, die Lunge und die Körpertemperatur werden bis zur Organentnahme aufrechterhalten, um die Organe vor dem Verfall zu schützen. Der Spender kann absolut nichts davon miterleben. Er atmet nicht selbsttätig und würde es auch unter keinen Umständen je wieder können. Davon sind alle Körperfunktionen betroffen.

Warum wird der Hirntote sediert und desinfiziert, obwohl er doch nichts spürt?
Die Organentnahme bei dem Hirntoten wird zu 100% wie bei jeder anderen Operation sehr respektvoll und unter dem Einsatz aller üblichen medizinischen Versorgung getätigt. Dazu gehört auch ein Vergleichbarer Verschluss der Nähte wie bei einer Standartoperation.

Ist es nicht pietätlos, einen Toten „auszuschlachten"?
Das ist sicherlich eine der Fragen zu diesem Thema, die sich in jeder individuellen Lage anders beantworten ließe. Ich spreche ausdrücklich von mir und meinen Erfahrungen: Seit meinem Nahtod-Erlebnis in beschriebenem Provinzkrankenhaus traue ich mich zu behaupten, einen Einblick in die Vorgänge beim Sterben bekommen zu haben. In dem Zeit-

raum, in welchem ich außerhalb meines Körpers auf mich auf dem Operationstisch hinunterschaute, fühlte ich mich absolut emotionslos. Interessant war der Anblick, voller Liebe, mit keinerlei Schmerzen oder Angst besetzt. Dieses Erlebnis hat mir persönlich die Angst vor dem Tod genommen. Nicht die Angst vor dem Sterben, aber wohl vor dem Tod selbst.
2017 wurden in Deutschland 797 Organe zur Transplantation freigegeben.[4] 1.364 gespendete Nieren waren darunter (da jeder Mensch zwei Nieren hat, ergibt eine Nierenspende zwei transplantierbare Nieren) und 97 Pankreas (Bauchspeicheldrüsen). An der Regensburger Uniklinik wurden 2017 insgesamt zwei kombinierte Niere-Pankreas-Transplantationen durchgeführt, meine inkludiert. Die Zahlen verwundern nicht, wenn man sich die Statistik zu Gemüte führt. Jeder in meinem Bekanntenkreis erzählt mir immer stolz, auch er/sie und die gesamte Familie hätten Organspendeausweise. Offenbar dachten meine Mitmenschen, dass ich ihre Spendebereitschaft quasi erwartete.
Tatsächlich hatten sich 2017 aber lediglich 797 Mitmenschen dazu entschieden, ihre Bereitschaft zur Organspende in einem Ausweis zu beurkunden.

---

[4] Quelle: www.organspende-info.de

Im Sommer 2015 tagte die Ethik-Kommission von Eurotransplant in Zusammenarbeit mit unabhängigen Ärzten, um meine Situation zu beurteilen. Direkt nachdem ich das GO von meinen Nephrologen bekommen hatte, begann der Marathon „Transplantations-Voruntersuchungen". Neben zahlreichen Blutabnahmen musste ich zum HNO-Arzt, um Tumore im Kopf und im Hals- und Rachenraum ausschließen zu lassen. Es wurden Röntgenaufnahmen gemacht und mit einer kleinen Kamera wurde von meiner Nase bis in die hintersten Ecken meines Gehirns gestochert. Jede Untersuchung barg das Risiko, eine negative Antwort zu erhalten und beispielsweise mit einer Krebsdiagnose vom Regen in die Traufe zu rutschen. Krebspatienten bekommen keine Spenderorgane, weil ihre Lebenserwartung geringer ist und die Medikamente, Chemotherapien oder ähnliches das Transplantat schädigen beziehungsweise zerstören würden. Bei der geringen Bereitschaft in Deutschland, Organe zu spenden, wäre das quasi „Verschwendung". Ironischerweise haben die Medikamente, die ich seit der Transplantation täglich nehme, die Neigung, Tumore eher zu begünstigen.

Ich brauchte das Okay einer Urologin, die das Volumen der Blase und die Länge des Harnleiters maß und letztlich auch Krebs-Herde ausschloss. Man bekommt bei einer solchen Untersuchung eine große Menge Wasser in die Blase per Katheter gespritzt und dann wird mit einer Minikamera in der Blase beobachtet, wie viel Volumen die Blase hat. Dabei kann auch gleich live nach Veränderungen der Blasenwand geschaut werden, die wieder auf Krebs hindeuten könnten. Ich war beim Diabetologen, um meine Krankheitsgeschichte in Bezug auf den Diabetes lückenlos dokumentiert zu haben und auch um belegen zu können, dass alles unternommen worden war, die Blutzuckerwerte in den Griff zu bekommen. Mein Hausarzt trug mit den Nachweisen der Untersuchungen der vergangenen Jahre und dem aktuellen Blutstatus auch zur Vervollständigung der benötigten Unterlagen bei. Beim Gynäkologen wurde ich (oh Überraschung) auf Krebsherde untersucht, auch wurde mein Hormonstatus dokumentiert. Dann hatte ich noch Termine zu diversen Ultraschalluntersuchungen, EKGs und Langzeit-Blutdruckmessungen. Als letzte Untersuchung stand eine Venenmessung auf dem Programm, um abzuklopfen, ob meine Venen stark genug für zwei zusätzliche Organe sein würden. Juhu! Kurz: Mein ganzer Körper wurde gläsern gemacht und dementsprechend durchleuchtet. Das Organ, das ich dann Mitte Juni 2016 transplantiert bekam, wurde nicht annähernd so gut durchleuchtet …

4. Die erste Transplantation – oder schlicht – der Probelauf

Ich hatte am 18. Juni 2016 mit Freunden und der Familie eine Listungs-Party anlässlich meiner ab jetzt aktiven Listung bei Eurotransplant gefeiert. Der 18. Juni 2016 war ein sonniger Tag, mit Sonne im Herzen und reichlich Sonne auf der Haut. Leon und ich hatten Snacks gebacken, Sekt gekauft, Cocktails vorbereitet und die Terrasse geschmückt. Abends stand ein lustiger Haufen vergnügter Leute auf dem Balkon, die feierten, wobei niemand der Gäste verstand, warum wir eigentlich feierten.

Zwei Tage später lag ich abends schläfrig auf dem Sofa, als das Handy klingelte. Die Nummer der Uniklinik kannte ich auswendig, war aber der Meinung, ein Blutwert habe sich verändert und daher müsse die Medikation wieder einmal angepasst werden. Dem war diesmal nicht so.

„Frau Bräutigam, sind Sie erkältet, haben Sie Fieber, einen Infekt oder sind Sie fit?"

„Mir gehts gut!!!"

„Wunderbar, wir möchten Ihnen ein Organ anbieten!" Ich ließ mich hörbar auf das Sofa plumpsen. Vom Rest des Gesprächs weiß ich nichts mehr. Ich erinnere mich, dass ich laut geweint und mir nützlich erscheinende Sachen in meinen Koffer geworfen habe. Üblicherweise haben Menschen, die auf ein

Organ warten, immer einen gepackten Koffer neben sich stehen. Ich war schon oft im Kopf den Inhalt dieses Koffers durchgegangen. Ich hatte ihn aber letztendlich noch nicht gepackt, weil ich nie damit gerechnet hätte, dass es derart schnell gehen würde. Nebenbei packte ich auch noch den Koffer meiner 5jährigen Tochter und zerrte sie hysterisch weinend aus dem Bett. Sie schlief wie ein Stein, als wäre sie tot. Alles schütteln und alle Weckversuche scheiterten. Dabei wollte ich mich doch so dringend von ihr verabschieden und ihr sagen, warum ich am folgenden Tag nicht da sein würde … Meine Mutter hatte ich wie in Trance alarmiert, sie war sofort mit Tempo 180 auf der Autobahn zu mir unterwegs. Ich heulte hysterisch und redete laufend davon, dass jetzt gerade ein Mensch starb. Das machte mich fertig.

Als ich mit meiner Mutter in der Notaufnahme ankam, war ich zu nichts mehr zu gebrauchen. Patienten, die selbst in die Notaufnahme fahren und nicht wie üblich mit dem Krankenwagen eingeliefert werden, müssen sich bei der Aufnahme anmelden. Meine Mutter und ich stürmten also zum Tresen und als ich der sichtlich übermüdeten Krankenschwester am Empfang meinen Namen nannte, wurde sie schlagartig hellwach. Sämtliche Pflegekräfte kamen aus ihren Räumen geschossen, sie schienen auf mich gewartet zu haben. Ich ließ ein-

fach alles über mich ergehen: das Aufklärungsgespräch, das Röntgen, den eilig herbeigerufenen Ultraschaller, der sich meinen Bauch ansah, die Laboruntersuchungen. Ein besonders „witziger" Pfleger begleitete mich an diesem Abend.
Üblicherweise finde ich Scherze in Krankenhaussituationen gut und auflockernd, aber als mich der Kerl nach meiner abgegebenen Urinprobe grinsend zur Schwangerschaft beglückwünschte, verlor ich kurzzeitig mein Lächeln. Er war der Meinung, einen selten guten Scherz gemacht zu haben.
Zittrig versuchte ich möglichst viel über den Organspender zu erfahren. Eigentlich erfährt man so gut wie gar nichts, was auch sinnvoll ist. In dieser Nacht hatte ich aber einen jungen Assistenzarzt an meiner Seite, der mir (autorisiert oder nicht) sagte, dass mein Spender männlich sei, 19 Jahre alt, Medizinstudent, an hohem Blutverlust über den Kopf gestorben sei und die Organe aktuell in Wien entnommen würden. Sie kämen schnellstmöglich mit dem Flugzeug nach München und dann per Eil-Taxi vom Flughafen zur Uniklinik in Regensburg. Ich wusste, dass in Österreich die sogenannte Widerspruchsregelung für die Organspende gilt. In Österreich ist man automatisch Organspender, wenn man sich nicht aktiv gegen die Spende entscheidet.
Entgegen meiner Erwartungen drehten sich meine Gedanken weniger um mich, sondern mehr um die

Familie des jungen Mannes und meine Kinder. Wie wäre es, wenn sie ohne mich klarkommen müssten? Ihre Väter waren nicht verfügbar. Die blanke Panik überfiel mich, wenn ich mir kurz vorstellte, dass der Kuss, den ich meinen Kindern ein paar Stunden zuvor gegeben hatte, der letzte gewesen sein könnte. Wie wäre ihre letzte Erinnerung an mich? Weinend, schwach, verletzlich? Wo ich doch immer wollte, dass sie lernen, stark zu sein. Sie waren auch stark, unfassbar stark. – Das bewiesen sie damals und das beweisen sie auch heute noch jeden Tag.

Mein Sohn war in einem ähnlichen Alter wie der Spender und ich hatte nur den Hauch einer Ahnung, was seine Eltern und Freunde gerade durchleiden mussten.

Ich wurde vom Personal in der Notaufnahme laufend über den Stand des Organtransports auf dem Laufenden gehalten. Man sei noch bei der Entnahme, jetzt hätten sie das Krankenhaus in Wien verlassen …

Die Operation dauerte von 10.30 bis 18 Uhr. Eine meiner ersten Erinnerungen gilt einem Team von Ärzten, die sehr ernst schauend einen Ultraschall der frisch verpflanzten Bauchspeicheldrüse durchführten. Die Niere des damaligen Spenders war nicht mehr zu brauchen gewesen, daher hatte man mir „nur" die Bauchspeicheldrüse gegeben. Im Laufe der nächsten Stunden wurde mein Bauch immer härter,

die Schmerzen nur mit Morphium erträglich und die Werte immer schlechter.
Die letzte Info, als man mich erneut in den Operationssaal brachte, lautete, es habe sich ein Bluterguss auf dem Transplantat gebildet, der abgesaugt werden müsse. Mir war damals alles egal gewesen, vermutlich hätte man mir auch folgenlos mitteilen können, dass meine Lunge probehalber rausgenommen werden würde.

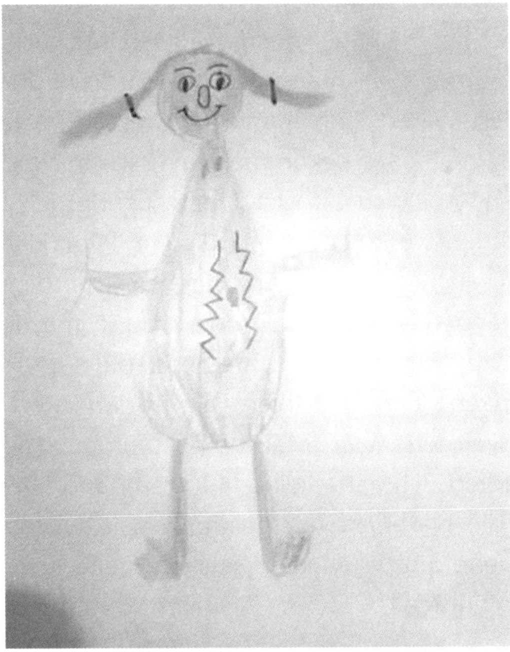

selbstgemaltes Bild von meiner Tochter als erstes Geschenk in der Klinik

So habe ich das erste Transplantat verloren: Als ich wieder ansprechbar war, teilte man mir mit, mein Körper habe die Bauchspeicheldrüse heftig abgestoßen, ja loswerden wollen. Blut sei zwar in das neue Organ reingelaufen, aber nicht mehr raus. Somit habe man das Transplantat entfernen müssen.
Im Nachhinein danke ich meinem Körper zutiefst und bin voller Bewunderung und Ehrfurcht. Mein Körper hatte „erkannt“, dass mir dieses neue Organ nicht guttun, ja mir sogar massiv schaden würde.
Später hat man bei der genauen Untersuchung einen Tumor im Anfangsstadium entdeckt. Was hier passiert wäre, denn Immunsuppressiva hatte ich ja schon zwei Tage bekommen, mag ich mir nicht vorstellen. Aber ich bin der Überzeugung, ich bin ein Glückskind und genau an diesem Punkt kann das wohl auch niemand abstreiten. Ich möchte hier niemanden abschrecken oder Angst machen, die Absicht meines Niederschreibens soll das Gegenteil bewirken. Ein derartiger Fall ist laut Recherchen weltweit erst vier Mal vorgekommen, mein Fall inkludiert. Ich hatte keinen Nutzen davon und nicht mal die Narbe ist mir geblieben (sie wurde durch die neue Narbe an der gleichen Stelle ersetzt und „umschnitten“). Etwas Positives konnte ich dem Fiasko aber durchaus abgewinnen: Ich wusste jetzt genau, wie alles beim nächsten Mal ablaufen würde. Wie lange es dauern würde, wie es sich anfüh-

len würde und auf wen ich dann bauen kann. Und das war mir viel wert!
Dieser, ich nenne es mal Fehlversuch hat mir einen wirklich dunklen Moment beschert.

4.1. Die dunklen fünf Minuten

Als Patient, besonders als frisch operierter Patient, hat man viel Kontakt mit Pflegern und Krankenschwestern. Auch die Ärzte sieht man mindestens einmal täglich. Wenn aber plötzlich zwei Oberärzte mit ernsten Mienen in deinem Zimmer stehen und dir ein Gespräch ankündigen, dann weißt du, dass etwas nicht stimmt.
Die Ärzte erklärten mir, dass Organe, die nach einer Transplantation direkt wieder entnommen werden müssen, immer zur Untersuchung in die Pathologie gegeben werden. Mein abgestoßenes Transplantat war nicht nur in Regensburg, sondern auch nach Heidelberg geschickt und dort genauestens untersucht worden. Bei „meiner" Bauchspeicheldrüse sei ein Bauchspeicheldrüsen-Karzinom (Bauchspeicheldrüsenkrebs – sehr geringe Chance auf Heilung) gefunden worden. Das Karzinom sei im Anfangsstadium gewesen, kaum sichtbar. Das sei auch der Grund, warum man es nicht im Vorfeld entdeckt habe. Man könne aktuell noch keine Prognose stel-

len, die Untersuchung des Gewebes müsse noch fortgeführt werden.
Ich habe aus Berichten von Krebspatienten vom Moment der Diagnose gehört, dass es ihnen den Boden unter den Füßen weggezogen habe. Ich konnte mir bis zu diesem Moment nicht vorstellen, wie sich das anfühlen könnte. Ich war es gewohnt, stark zu sein, allem, was da kommt, mit Demut und positivem Denken zu begegnen.
Als die Ärzte das Zimmer verlassen hatten – und sie waren schnell wieder weg, es war ihnen sichtbar unangenehm –, da fiel mein Blick auf das Fenster. Das Fenster schien für etwa 5 Sekunden verdammt verlockend. Auch ein Sprung vom dritten Stock in den Eingangsbereich der Klinik schien für einen Augenblick eine Option zu sein. „Das ist zu viel. Das kann ich nicht mehr ertragen", schoss es mir durch den Kopf, die Tränen schossen mir aus den Augen. Dann kam die Klarheit zurück und der Verstand setzte wieder ein. Ich spürte meine Kinder, ich spürte meine Verantwortung, ich spürte meinen unbändigen Willen zu leben.
Einige sehr lange Wochen nach der Schock-Nachricht kam dann die Entwarnung, dass der Krebs nicht gestreut habe. Schon wieder bekam ich das Leben geschenkt!
Als ich nach der gescheiterten Transplantation im Krankenhaus lag, kam ich auf die Idee, dass ich die

Zeit hier nicht nur absitzen oder besser abliegen wollte, sondern dass ich mich gleich um meine immer schlechter werdenden Augen kümmern könnte. Ich erhielt von den Augenärzten der Uniklinik die Diagnose „weit fortgeschrittener Grauer Star in beiden Augen“. Ich musste gelasert werden, da ich mittlerweile wie durch eine zugefrorene Autoscheibe in die Welt hinaussah. Ich war wahnsinnig dankbar für diese Diagnose! Ich trug seit meinem 4. Lebensjahr eine starke Brille, später auch immer wieder Kontaktlinsen, wegen 12 Dioptrien – war also nahezu blind. Ich wusste nicht, wie es sich anfühlt, wenn man morgens aufwacht und seine Welt sehen kann. Mein erster Griff morgens war immer schon zur Brille gewesen, mit der ich mich nie hübsch oder wohl gefühlt hatte. Beim Lasern der Augen würde man mir aber neue Linsen einsetzen, die auch mit Dioptrien versehen werden könnten. Ich hatte vor der Grauer-Star-Diagnose nie übers Augenlasern nachgedacht. Diese Option war für mich finanziell immer unerreichbar gewesen. Aber jetzt bot sich eine echte Chance, zwei Fliegen mit einer Klappe schlagen zu können!
Bei der Suche nach einem passenden Arzt entschied ich mich für ein Laserzentrum in nicht direkter Nähe. Bei der OP-Vorbereitung habe ich mich lange mit dem Anästhesisten unterhalten, der ungläubig meiner Erzählung von dem Transplantationsversuch

lauschte. Er riet mir eindringlich, ein Buch über meine Erlebnisse und vor allem meine Schlüsse beziehungsweise meinen Umgang damit zu schreiben. Von dem einsetzenden Narkosemittel bin ich wohl (gefühlt für ein paar Sekunden) eingeschlafen. Ich fragte dann den Arzt, wann es denn losginge. Er lächelte mich an und sagte: „Aber Frau Bräutigam, wir sind doch schon fertig!“ Das Lasern der Augen glich einem Spaziergang. Das Ergebnis nach Abnahme der Augenbinde war phänomenal! Ich bin heute noch jeden Tag dankbar, dass ich meine Welt wieder in Farbe und scharf erleben darf. Welch unglaubliches Geschenk!

5. Der Schuss vor den Bug

Ein paar Monate nach dem Probelauf der missglückten Transplantation war ich mit meinem damaligen Freund zu einem Nachmittag in der Sauna verabredet. Schon beim Aufstehen war ich am Morgen wacklig auf den Beinen gewesen und konnte meinen linken Arm nicht bewegen. Wie immer machte ich mir aber keine Gedanken und packte meine Saunatasche. Als mein Freund mich abholte, machten wir im Auto noch Scherze darüber, dass ich aussah wie ein Schlaganfall-Patient mit meinem hängenden Mundwinkel und dem steif angewinkelten

Arm. Aber mit dem Schlaganfall (wie sich später bestätigte) ging ich Wahnsinnige noch in die Sauna. Vermutlich gibt es bei einem Schlaganfall nichts Dümmeres und Gefährlicheres, als abzuwarten und in die Sauna zu gehen.

Nach circa fünf Saunagängen bin ich dann zusammengeklappt. Jetzt wundern Sie sich vielleicht, warum ich fünf und mehr Saunagänge unternahm. Das mache ich immer so, habe ich mir so angewöhnt. Als Mutter, als alleinerziehende Mutter vielleicht speziell, stehe ich immer unter Zeitdruck und habe selten die Möglichkeit, etwas Gutes für mich zu tun. Und für mich gab und gibt es nichts Entspannenderes, als in die Sauna zu gehen. Dann muss ich aus dieser knappen Zeit auch möglichst viel rausholen und gehe bis zu zehn Mal in die Saunakabine, mit kurzen Ruhezeiten dazwischen …

Im Nachhinein ist das wohl schwer zu verstehen, aber mein letzter Krankenhausaufenthalt war erst ein paar Wochen her. Ich redete mir also ein, es sei nichts und habe mich zuhause aufs Sofa gelegt. Beim Versuch mein damaliges Lieblingsbuch zu lesen, bin ich aber gescheitert. Die Buchstaben tanzten, verschwammen und das Lesen funktionierte nicht mehr.

Frustriert rief ich meinen besten Freund Martin an. Er bestand darauf, dass ich ins Krankenhaus fahren und mich durchchecken lassen sollte. Ich habe noch nie zuvor mit ihm gestritten, aber an diesem Abend war es soweit. Ich hatte es mir auf dem Sofa gemütlich gemacht und spielte mit meinen Teufelchen links und rechts auf der Schulter. Der eine Teufel machte sich Sorgen um mich, dachte an die Kinder und meine Zukunft und wollte nicht akzeptieren, dass ich genug Zeit in Krankenhäusern verbracht hatte. Das andere Teufelchen bestand darauf, abwarten zu wollen, dass sich alles von selbst in Wohlgefallen auflösen würde. Er hatte die Sch... voll von Notaufnahmen, in die ich Paula mitschleppen musste. Er hatte genug davon, diesem kleinen Mädchen Angst zu machen. Er wollte mit aller Macht darauf vertrauen, dass alles wieder gut würde. Kurz vor Mitternacht klingelte es an der Haustür. Martin stand draußen. Wir setzten uns aufs Sofa und diskutierten (ich brabbelte wohl eher unverständlich) über die Sichtweisen meiner Teufelchen. Martin wollte mich ins Krankenhaus zwingen. Er sagte, wenn ich jetzt nicht mitkäme, würde er gehen und wir sähen uns nie wieder. Ich ließ ihn gehen und ging frustriert ins Bett. In der Nacht hätte ich sterben können, aber ich bin aufgewacht, unfähig, mich zu bewegen. Ich habe den Notarzt angerufen. Total verblüfft stand die Truppe innerhalb von 2 Minuten vor der Tür. Sie hatten wohl noch nie erlebt, dass jemand bei einem Schlaganfall selbst den Notarzt gerufen hat. „Welche Symptome haben Sie selbst festgestellt?“

„Fehen Fie mich an!“, stammelte ich. Der Mund war schief und meine beiden Pupillen verschieden groß. Ich habe mich damals erinnert, einmal gelesen zu haben, dass der Rockstar David Bowie zwei verschiedenfarbige Augen mit verschieden großen Pupillen hatte – als Überbleibsel einer Schlägerei mit einer Verletzung des Hirns ... Ich war zutiefst erschrocken darüber, dass ich mich nicht mehr klar ausdrücken konnte. Ich hatte zutiefst Angst davor, dass es nun mein Leben lang so bleiben würde. Ich dachte in den folgenden schlaflosen Nächten daran, wie schön doch mein Leben gewesen war, als noch alles funktioniert hatte und dass ich das nicht ausreichend genossen hatte. Hatte ich meinen Kindern alles gesagt, was mir am Herzen lag? Ich hatte nie geheiratet, würde sich dieser Wunsch jetzt noch erfüllen lassen? Würde ich jemals wieder fähig sein, auf einen Berg zu steigen, das Krankenhaus überhaupt zu verlassen oder selbst Autofahren zu können? Ich liebte meine Unabhängigkeit! Ich liebte es, mein Leben selbst meistern zu können, ohne Begleitung zur Toilette oder Hilfe bei der Hygiene. Ich hatte mich nicht verabschieden können von meinem alten Leben, von meiner so geliebten Selbstständigkeit. Diese Gedanken raubten mir fast die Luft zum Atmen. Es war mir zutiefst peinlich, die

Nachtschwester 6 Mal rausklingeln zu müssen, um zur Toilette zu gehen. Zuhause störte das ja niemanden, die Nieren funktionierten nun mal nicht mehr richtig. Stündliches Wasserlassen gehörte in meinem Stadium der Niereninsuffizienz (Stadium IV) zu meinem Leben. Aber im Krankenhaus kam ich mir wunderlich, hilflos und abhängig vor. Ich hatte meine Privatsphäre abgegeben und es hätte mir in Anbetracht meiner Situation egal sein können. Aber ich litt darunter und wollte mir sofort wieder mehr zumuten, als tatsächlich möglich war.

Nach der Zeit auf der Stroke Unit[5] im Krankenhaus habe ich mich durch eine logopädische Behandlung gekämpft und mein Sprachvermögen wiedererlangt. Ich habe mit Korken im Mund Kinderreime aufgesagt, Lieder gesungen und alles laut gelesen, was ich in die Finger bekam.

Aussetzer habe ich jetzt aber noch. Ganz einfache, kleine Dinge. Sie stören mich sehr, ob sie anderen auffallen, weiß ich gar nicht. Ich habe öfter Wortfindungsstörungen oder sage zum Beispiel „Hallo Frau XY“ zu meinem männlichen Chef. Peinlich ...

Wenn ich jetzt mit dem Fahrrad zur Arbeit fahre, dann muss ich bei Kurven sehr weit ausholen, blei-

---

[5] Eine Stroke-Unit ist eine auf die schnelle Behandlung von Patienten mit Schlaganfall oder Verdacht auf Schlaganfall spezialisierte Abteilung eines Krankenhauses. (Quelle: Wikipedia)

be aber trotzdem oft an Gartenmauern und Zäunen hängen. Mein Gleichgewichtssinn ist nachhaltig gestört, aber ich versuche, mir nichts anmerken zu lassen.
Die Ärzte wollten, dass ich etwa ein Jahr Pause einlege, bevor die nächste Listung wieder angegangen werden könnte. Ich habe dieses knappe Jahr auch gebraucht!

6. Der andere Erklärungsversuch – alternative Ideen

Ich habe mich erst nach der Transplantation mit alternativen Erklärungen zu diesem Thema auseinandergesetzt, die mir letztendlich sehr gut gefallen. Sie klingen für mich plausibel und versetzen mich – und das ist das Wichtigste – in Aktion. Ich bin hier nicht der „mundlose Patient", der sich von Ärzten erklären lässt, was mit meinem Körper nicht stimmt. Selbst die Ärzte haben im Ansatz erkannt, wie ich denke. So habe ich immer wieder gehört, dass ich ja selbst der Spezialist für meinen Körper sei. Und ja, das sehe ich auch so! Natürlich sind da Blutwerte und sie sind Spezialisten für meine Organe und – verstehen Sie mich bitte nicht falsch – ich bin zutiefst dankbar und beeindruckt von der Arbeit dieser Spezialisten. Mir hat aber immer die Eigenverantwortung gefehlt. Warum werden mir Arztbriefe verschlossen übergeben? Warum darf ich nicht in meine Krankenakten sehen? Ich habe mich oft darüber hinweggesetzt. Ich öffne seit jeher meine Arztbriefe, lese sie natürlich, kopiere sie mir und recherchiere die Ergebnisse. Ich bin ein mündiger Patient und ich bin mit Sicherheit auch oft ein unbequemer, aber nie ein unsympathischer Patient – hoffe ich.

Ich habe mich also gefragt, was mein Körper mir mit all den einschneidenden Aktionen sagen will.

Ich habe mich den Signalen meines Körpers gestellt – und das erfordert Mut, Reife und Kraft. Ich konnte nicht glauben, dass es nur Glück oder Pech, Zufall oder Schicksal sein soll, was Menschen krank macht oder eben gesund sein lässt. Wie oft bin ich im Leben Menschen begegnet (und jeder kennt sie), die nur auf ihr eigenes Wohl bedacht waren, sich unfair anderen gegenüber und unsozial verhalten haben – aber sie waren scheinbar glücklich und gesund. Und jeder von uns kennt Menschen, die liebenswert, aufopfernd und von Vielen gemocht sind – und schwer krank. Was also, habe ich mich gefragt, kann da dahinterstecken? Ich halte mich nicht für die Erleuchtete, die der ganzen Welt ihre Wahrheit verkünden will. Ganz und gar nicht. Ich beschreibe hier nur meinen Entwicklungsweg und wie sehr er mir geholfen hat, mir selbst und meiner Krankheit zu begegnen.

Ich spreche bewusst von Kraft, Mut und Reife, weil ich weiß, wie hart es ist, sich als Kranker damit zu beschäftigen, welchen Einfluss das eigene Denken und Handeln auf die Entstehung und den Verlauf einer Krankheit haben. Das ist eine gewagte These, das ist mir bewusst. Aber ich konnte trotzdem noch ein strahlendes Lächeln besitzen und eine tief verwurzelte Zuversicht.
Ich begreife meinen Körper als meinen besten Freund. Meinen besten Freund liebe ich und quäle ihn nicht damit, ihn auf Biegen und Brechen verändern zu wollen. Ich lasse ihn nicht hungern, ich operiere ihn nicht, nur weil er dem Ideal nicht entspricht. Auf meinen besten Freund bin ich doch stolz, oder nicht? Meinem besten Freund will ich Gutes tun. Mein bester Freund hört meine Gedanken und weiß um meine Einstellung mir selbst gegenüber, ob ich schlafe oder wach bin. Er hört alles, er fühlt alles. Und was macht ein guter Freund? Er hört auf mich und sagt mir, wenn ich etwas ändern soll – das erwarte ich von einem besten Freund sogar. Ich habe lange nicht zugehört, was mein bester Freund mir sagen wollte. Ich habe ihm keine andere Wahl gelassen, als drängender und unangenehmer zu werden. Und wenn ich lange genug weghöre, dann muss ein Schmerz, eine Verspannung, eine Krankheit chronisch werden.

Sobald wir krank werden, gehen wir ganz selbstverständlich zum Arzt. Dann wird weggeschnitten, Tabletten genommen, „heil“ gemacht, was unangenehm ist. Mein bester Freund hat aber keine andere Wahl, als unangenehm zu werden, wenn ich ihn ignoriere. Ganz praktisch hat Martin das ja bei meinen Schlaganfällen getan: Er ist unangenehm geworden und hat damit mittelbar dazu beigetragen, dass ich in die Klinik gehe und mir das Leben retten lasse.
Die Niere ist ein Entgiftungsorgan. Ich denke, hier sind sich alle einig. Was wäre aber, wenn durch die Niere mehr als das Gift gefiltert wird, das sich in unserem Urin ansammelt? Was spricht dagegen, sich einmal anzuschauen, welches Gift man sonst noch mit sich herumträgt, seit Monaten, seit Jahren, vielleicht ein Leben lang? Wo gehen all die Verletzungen hin, die Kränkungen, die Rückweisungen, der Druck der Arbeitswelt, die Belastungen, der Liebeskummer, die Eifersucht ...? Die Liste lässt sich beliebig erweitern und ergänzen. Wo geht all das also hin? Emotionale Erlebnisse verpuffen nicht, sie haben enorme Energie. Und ungenutzte Energie löst sich nicht auf, sie geht nach innen. Die ungenutzte destruktive Energie frisst sich in die Organe. Sie macht auf sich aufmerksam, will gelöst werden. Viele bekommen Rückenschmerzen, Migräne oder einen Herzinfarkt. Ich habe Diabetes bekommen,

Schlaganfälle und letztendlich waren meine Entgiftungsorgane so am Ende, dass sie ersetzt werden mussten.
Ich hätte mich früher mit einer solchen Sichtweise beschäftigen sollen, aber ich habe nicht auf meinen Körper gehört. Ich habe Insulin gespritzt und Tabletten genommen, die die massiven Symptome natürlich in den Griff bekommen haben, an der Ursache haben sie aber nichts geändert. Wie auch, die Ursache war ja noch da. Natürlich kann man jetzt in Lethargie verfallen und sich die Haare raufen. Aber ich sehe es als Aufforderung.

6.1. Bluthochdruck

Schlechter arbeitende Nieren und verengte Gefäße erhöhen den Blutdruck. Fehlende Hormone, die ja auch in den Nieren gebildet werden, fehlen dem Körper schlichtweg, um den Blutdruck im gesunden Bereich zu halten. Der erhöhte Blutdruck (zeitweise 210/130) zerstört die Nieren weiter, verursacht die Schlaganfälle, ist verantwortlich für die Frühgeburten meiner Kinder und die Arteriosklerose. Das Risiko für Herzschädigungen steigt, weitere Schlaganfälle stehen in den Startlöchern, man geht permanent über seine körperlichen Grenzen.

Ich war ständig in Aktion und unter Druck – buchstäblich. Teils gezwungen durch die Konkurrenzsituationen im Berufsalltag und das alleinige Managen der Kinder, durch den finanziellen Druck, den Druck, eine perfekte Mutter zu sein, einen ordentlichen Haushalt zu führen und bei all dem auch noch gut auszusehen. Bekanntlich ist ja die Wahrscheinlichkeit höher von einer Bombe zerfetzt zu werden, denn als über 40jährige Single-Mutter noch einen tollen Mann zu finden. Aber ich erhöhte den Druck auch freiwillig. Ich konnte nicht faul auf dem Sofa liegen und „chillen". Ich habe nie in Ruhe Filme angeschaut oder einen Sonntag erlebt, der nicht von Wäschewaschen, Aufräumen oder Aussortieren geprägt war. Und hatte ich all das erledigt, dann scheuchte ich die Kinder raus und unternahm Gewalttouren ins Gebirge mit ihnen. Wir erlebten eine schöne Zeit! Die Wohnung sah ordentlich aus, ich hatte alles erledigt, bekam Respekt von allen, die das miterlebt haben. „Wie schaffst du das nur alles alleine?" Ich war stolz darauf und bin es auch noch heute! Aber ich lebte eben ungesund. Ich ging andauernd über meine Belastungsgrenze. Ich war und ich bin auch heute noch sehr gut darin, etwas auszuhalten. Aber wie gut oder wie nötig ist das? Wie viel Druck erzeugen innere Haltungen wie, ich muss, ich sollte, ich könnte doch …?

6.2. Diabetes

Es gibt wohl eine familiäre Vorbelastung bei uns. Meine Cousine ist zuckerkrank und mein Opa war es auch. In früheren Generationen sind bei uns Familienmitglieder an „Schwindsucht“ gestorben. Sie magerten ab, sahen leichenblass aus und sind qualvoll gestorben. War nicht vielleicht die Schwindsucht ein Vorgänger oder eine hilflose Bezeichnung für eine Krankheit, die wir heute Diabetes nennen?

Ich habe mir den Diabetes zu einer Zeitspanne „in mein Leben geholt“, in der ich dringend etwas Süßes in einem bitter angehauchten Leben gebraucht habe: Ich war eine große Schwester eines Bruders, der durch seine Nieren-Erkrankung viel Aufmerksamkeit bekommen hat. Ich war in einen Lebensabschnitt gestartet, der nicht einfach ist für Kinder: die Vorboten der Pubertät und die Grundschule. Dass ich „das Süße“ nicht mehr loswerden würde, habe ich als Kind nicht verstanden. Der Zugewinn durch diese schlimme Krankheit war enorm: Aufmerksamkeit, ständige Sorge meiner Eltern, Befreiungen vom Sportunterricht, eine herausragende Rolle im Freundeskreis und durch Ohnmachten im Unterzucker konnte ich Verantwortung zeitweise abgeben.

Auch jetzt noch mag ich Vollnarkosen. Ich genieße es, die Verantwortung abgeben zu können und an-

deren zu übertragen, denen ich vertraue. Ich bin mir sicher, dass sie ihren Job gut machen.
Alle Folgeerkrankungen aus diesen beiden „Hauptzweigen“ verfolgten nur einen Zweck: Mich massiv und immer drängender darauf hinzuweisen, dass es keine Lösung ist, Pillen zu schlucken, sich Chemie zu spritzen oder eben die Zähne zusammenzubeißen. (übrigens auch wörtlich zu nehmen: Meine Zähne sind durch nächtliches Zähneknirschen schon sehr weit abgearbeitet, ich warte derzeit auf eine „Knirscherschiene“).

6.3. Wassereinlagerungen

Immer mal wieder litt ich unter teils starken Wassereinlagerungen: im Gesicht, in den Beinen, in den Händen – für jeden sichtbar und für mich wieder mal total peinlich. Ganz klar, meine Niere konnte das anfallende Körperwasser und das Wasser aus der Nahrung nicht mehr adäquat verarbeiten. Das Wasser hat sich überall dort eingelagert, wo es Möglichkeiten dazu gab. Ich habe Entwässerungstabletten bekommen, weil das eingelagerte Wasser nicht in erster Linie ein optisches Problem darstellt, sondern vor allem dem Herz die Arbeit erschwert.

In den Vorbereitungsuntersuchungen zur Transplantation hatte ein Herzkatheter auf dem Programm gestanden. Ich wurde also für zwei Tage stationär aufgenommen und sah der Untersuchung etwas mulmig entgegen. Ein Arzt würde mir einen feinen Schlauch durch die Beckenvene bis ins Herz schieben, um mit einer integrierten Kamera den Zustand zu überprüfen.
Vor dem Herzkatheter-Operationssaal mussten wir warten. Die Frau, die vor mir dran gewesen war, wurde herausgefahren und der OP wurde für meine Untersuchung vorbereitet. Ich sprach die herausgefahrene Frau an, ob die Untersuchung sehr unangenehm sei. Lächelnd antwortete sie mir, es hätte nur 5 Minuten gedauert und sie habe nichts gespürt. Deutlich erleichtert ließ ich mich von der OP-Schwester in den Raum schieben und erzählte ihr aufgemuntert, dass ich jetzt ganz gelöst sei. Die vorherige Patientin habe mir das mulmige Gefühl genommen. Zerknirscht sah mich die Krankenschwester an und sagte: „Frau XY hatte ja auch eine ganz andere minimale Untersuchung…“ Na gut, die Untersuchung verlief dann auch wie erwartet unangenehm und etwas beängstigend. Aber all das war vergessen, als das Ergebnis vorlag, dass mein Herz topfit sei.
Seit ich denken kann, habe ich Schwierigkeiten beim Loslassen. Loslassen von Beziehungen, von Ideen,

meinen Kindern, Gegenständen … Auch das Wasser hielt mein Körper fest, um mich dringend darauf hinzuweisen, dass ich aktiv werden und handeln muss. Offenbar brauche ich starke Hinweise, Hinweise, die ich nicht schlicht ignorieren kann.

Die Wassereinlagerungen haben ja offensichtlich Gewebe verdrängt. Verdrängung ist bei chronisch Kranken immer ein großes Thema. Es kostet enorm viel Kraft und noch mehr Mut, sich seinen Diagnosen und deren Konsequenzen zu Gemüte zu führen und nicht vorschnell die Augen zuzumachen. Es ist mir bewusst geworden, als ich meiner Mutter ganz beiläufig davon erzählte, dass ich mir Videos über Nieren- und Pankreastransplantationen im Internet angesehen hatte. Ich wollte eben vorbereitet sein, dem Schreckgespenst schon mal ins Gesicht gesehen haben. Meine Mutter reagierte erschüttert. Sie wäre nie auf die Idee gekommen, das Thema so nah an sich ranzulassen und sich damit auseinanderzusetzen. Da gehen wir wohl auf sehr verschiedene Art damit um. Und beide Arten haben ihre Berechtigung.

Symptome sind Geschenke, die eine Tür aufmachen. Sie sind Weckrufe der Seele. Ich habe begonnen, mein Leben zu entschleunigen, ohne Einbußen familiärer oder beruflicher Art. Doch ich bin noch lange nicht zufrieden mit dem Stand, auf dem ich jetzt

bin. Aber ich fühle mich wohler, weil ich mir einbilde zu verstehen, was mein Körper mir sagen will.
Bei jeder Untersuchung schwebte das Damoklesschwert eines überraschend negativen Ergebnisses über mir. Man hätte jederzeit einen Tumor, eine Herzschwäche oder andere Hindernisse für eine Transplantation finden können. Aber die Transplantation war meine Chance, meine einzige Chance. Deswegen stellte ich mich keinerlei negativen Gedanken. Die Untersuchungen wurden angepackt. Ich ging und gehe Probleme an. Ich nahm und nehme mir ein Problem zur Brust und verfalle nicht darin zu jammern oder mir zu wünschen, dass es anders wäre. Es ist nämlich nicht anders, ich muss hier und jetzt mit dem Problem oder der Aufgabe arbeiten, die sich mir vor die Füße wirft. Ich arbeite lösungsorientiert und bin damit sehr erfolgreich. Ich bin zuversichtlich, für jedes auftauchende Problem eine Lösung zu finden. Das klingt sehr technisch und emotionslos, dabei ist die ganze Geschichte alles andere als emotionslos. Im Gegenteil! Von Verunsicherung über Angst bis hin zu purer Verzweiflung, aber auch Glück, Dankbarkeit und Erleichterung – war alles dabei – pur und in Abstufungen.
Die Transplantationen, die Schlaganfälle und alle resultierenden „Begleiterkrankungen“ haben mich emotional entblättert wie eine Zwiebel. Der Diabetes hat meine erste Schicht weggeschnitten. Ich

musste lernen, Verantwortung für mich zu übernehmen und nicht komplett frei und sorglos sein zu können. Die Schlaganfälle haben die zweite Schicht weggenommen. Eine Schicht, die daraus bestand, dass ich unheimlich gut mit Worten umgehen kann. Damit kann man auch gut Dinge mit Worten ausblenden, viel reden als Ablenkung von dem, was man eigentlich zu sagen hat. Witze machen, obwohl das Leben gerade keinen Grund zum Lachen gibt. In der Zeit der Schlaganfall-Regeneration war ich gezwungen, mich anders mitzuteilen und mich auf wesentliche Aussagen zu konzentrieren. Meine letzten Schalen habe ich bei der Transplantation abgegeben. Ich kann seither nicht mehr lügen, das habe ich immer gerne gemacht, um mein Leben scheinbar einfacher zu machen. Kleine Ausreden, eine verdrehte Wahrheit kamen mir immer leicht über die Lippen. Seit ich die neuen Organe habe, bin ich ehrlich. Ich hoffe, ohne verletzend zu meinen Mitmenschen zu sein. Ich schiebe nichts mehr auf, was ich mit Worten lösen kann. Ich gehe Unausgesprochenes an, spreche es aus. Konfrontiere damit andere. Ich ertrage es nicht, wenn etwas im Raum steht, das gelöst werden könnte.

7. Die Wartezeit – oder – allzeit bereit!

Was es tatsächlich in letzter Konsequenz bedeutet, ständig und uneingeschränkt erreichbar sein zu müssen und auf einem gepackten Koffer zu sitzen, kann sich – der Überzeugung bin ich nach der Zeit – niemand vorstellen, der nicht selbst in der Situation war. Verabredungen und Termine macht man unter Vorbehalt aus, langfristige Planungen und Pläne verschiebt man auf „danach“ und von der Schlafqualität möchte ich nicht reden. ABER immer, wenn sich solche Gedanken eingeschlichen haben oder jemand mich bemitleiden wollte, habe ich mir sofort bewusst gemacht, wie wahnsinnig viel Glück ich habe. Schließlich lebe ich in einem Land, in dem ich die Möglichkeit bekomme, so einen Anruf zu erhalten! Ich habe mir vorgestellt, wie es um mich stünde, wenn ich in Usbekistan auf einem Gehöft oder in Afghanistan in der Wüste leben würde. Würde sich da tatsächlich jemand darum kümmern, wie es mir geht und wie man den Zustand optimieren könnte?

Da meine Zuckerwerte so schwer einstellbar waren und meine Werte-Schwankungen lebensbedrohlich, erkannte man mir den Status HU (hugh urgend = super dringlich) an. Dieser Status sorgt dafür, dass eurotransplant mir bevorzugt Organe anbietet. In der Konsequenz darf aber kein Organangebot abge-

lehnt werden, auch auf die Qualität hatten meine behandelnden Ärzte und ich keinen Einfluss. Eine HU-Listung ist keineswegs eine bevorzugte Behandlung, man kann sich den Staus nicht erschleichen oder erbetteln. Die Entscheidung, wer HU gelistet wird und wer nicht, muss von verschiedenen unabhängigen Instanzen getroffen werden. Das Alter spielt eine Rolle, die Bedrohlichkeit des aktuellen Zustands und auch die Erfolgsaussichten. Entgegen der Meinung Vieler spielte es keine Rolle, dass ich alleine für zwei Kinder zuständig bin.
Ich musste Blutzuckertagebücher einreichen beziehungsweise die Ausdrucke der Verlaufskurven meiner Blutzucker-Sensor-Messungen, meine Ärzte mussten Stellung nehmen, ein unabhängiges Gremium begutachtete die Gesamtsituation und auch ich musste mich dazu entschließen, mich „dringend“ listen zu lassen. Was im ersten Augenblick wie ein Jackpot klingt, ist nämlich keineswegs risikolos. Lehne ich als HU-gelisteter ein Organ ab, weil das Alter des Spenders beispielsweise zu hoch ist oder ich zu dem Zeitpunkt zuhause nicht entbehrlich bin, setze ich damit die Listung massiv aufs Spiel. Wie schon erwähnt, bedeutet das, JEDES Angebot annehmen zu müssen.
Ausflüge, bei denen die Klinik nicht innerhalb einer Stunde erreichbar gewesen wäre, waren kategorisch gestrichen. Was so banal klingt, ist im Alltag belas-

tend. Meine Kinder mussten ihre Freizeit mit mir zuhause verbringen und auch die Betreuung der Kinder musste permanent auf Abruf stehen. Heute genieße ich es meist, ohne Handy unterwegs zu sein. Und zwar genau aus diesem Grund: nicht dauernd erreichbar sein zu müssen. Mein Papa sagt immer lächelnd: „Nur Sklaven sind immer erreichbar." Mein enges Umfeld kann das total nachvollziehen. Aber andere Menschen schauen mich verwundert an, wenn sie mitbekommen, dass ich kein Handy dabeihabe. Für sie wäre das unvorstellbar. Für mich ist es Luxus. ☺
Erheblich erschwert wurde die Suche nach passenden Organen durch eine eingeschlichene Immunisierung, verursacht durch den letzten Transplantationsversuch. Meine Blutmerkmale hatten sich durch die Organspende, wohl aber auch durch die erforderlichen Blutspenden so stark verändert, dass kaum mehr ein Organangebot passend sein würde. Meine Ärzte waren immer positiv und stellten mir einen „Organjackpot" in Aussicht. Ich dagegen begann, mich mit dem Gedanken an die Dialyse auseinanderzusetzen. Nicht die Aussicht, dreimal die Woche für sechs Stunden an einer Maschine hängen zu müssen erschreckte mich am meisten, nicht der Organisationsaufwand, die Kinder für diese Zeit gut unterzubringen, sondern die Frage, ob ich meine Arbeit noch ausüben könnte und vor allem, ob

mein Verdienst uns dann noch über Wasser halten könnte, ja diese Frage bereitete mir Angst. Am meisten erschreckten mich aber die YouTube-Videos über die Dialyse und insbesondere das Legen des Dialyseshunts. Mit einer solchen Shunt-OP werden zwei Arm-Venen verbunden, um den Durchlauf während der Dialysesitzung reibungsloser und schneller gewährleisten zu können. Alle Shunts, die ich im Wartebereich der Nephrologie sehen konnte, haben mich zutiefst erschrocken. Es sind dicke Wülste am Unterarm, die durch die ständige Punktion zusätzlich geschwollen und blau oder rot gefärbt aussahen.

Sie sind ein deutliches Zeichen für andere Menschen, dass mit dem „Eigentümer" eines solchen Shunts irgendetwas nicht stimmt, dass er krank ist. Mir ist bewusst, wie oberflächlich und verzerrt das rüberkommen mag.
Während meiner Zeit als Diabetikerin habe ich die Insulinpumpe unter anderem deswegen abgelehnt, weil auch sie ein solches für jedermann sichtbares Zeichen der Krankheit war. Ich habe bewusst und unbewusst immer alles mir Mögliche getan, um nicht krank auszusehen. Und dabei habe ich erfahren, dass der in unserer Gesellschaft viel Aufmerksamkeit bekommt, der viel jammert. Meine persönlichen Erfahrungen und bestimmt auch meine ver-

erbte Stärke haben mich solchen „Jammerern" gegenüber äußerst hart werden lassen. Ein paar Beispiele (und ich bin nicht im Geringsten stolz auf meine Haltung!): Eine Bekannte von mir hat kürzlich bei Facebook gepostet, sie sei am Boden zerstört, ihr Leben könne nicht schlimmer sein. Ihr Opa sei gestürzt und habe genäht werden müssen. Ich bin hart, wenn ich ungläubig (nicht gänzlich verständnislos) und etwas abwertend den Kopf schüttele. Mir schießt sofort der Gedanke in den Kopf: „Mädchen, du hast wohl noch nie echte Sorgen gehabt, wenn deswegen dein Leben am Boden ist …"
Meine Vernunft sagt mir, jeder Mensch habe andere Empfindungen und ich könne nicht meinen Maßstab bei anderen Leuten anlegen. Aber, und das finde ich entscheidend, mein Herz möchte solche Leute an den Schultern nehmen, heftig schütteln und sagen: „Meinst du wirklich, du machst was durch? Was willst du mit dem Post erreichen? Mitleid? Und dann?" Es macht mich aggressiv. Schon als Kind, als ich von Affirmation, Selbsthypnose oder positivem Denken noch nie etwas gehört hatte, habe ich mir intuitiv selbst geholfen, um mit Krisen fertig zu werden:

Seifenblasen
Dieses „Spiel" spiele ich, seit ich vier Jahre alt bin und es hilft mir auch jetzt noch wunderbar! Wenn

sich bei mir ein Karussell aus immer wiederkehrenden Gedanken dreht, dann nehme ich jeden einzelnen Gedanken, jede Idee, Befürchtung, Ahnung kurz und intensiv an und stecke ihn dann in Gedanken in eine Seifenblase, die der Wind davonträgt.

Tennisball

Alternativ stecke ich den Gedanken in einen Tennisball, den ich weit wegschlage, in ein Stück Holz, das ich ins Lagerfeuer werfe, in eine Gummiente, die ich in Wasser setze ... Egal, welches Sinnbild ich mir vorstelle, das Prinzip ist immer gleich. Der Gedanke wird angedacht, ernst genommen und dann verabschiedet.

Tintenfass

Eine weitere kindliche Idee, immer wiederkehrende Gedanken loszuwerden, ist: Ich schreibe die Gedanken, Befürchtungen, Szenarien und Ängste im gedanklichen Bild auf ein Blatt. Dann lese ich das Blatt nochmal durch und sehe vor meinem geistigen Auge, wie ein Tintenfass neben dem Blatt umfällt und die ganze Seite schwarz wird.

Farbenzauber

Noch heute „spiele" ich oft dieses Scan-Spiel mit meinem Körper: Zu einer ruhigen Zeit (bestenfalls vor dem Schlafen) lege ich mich ganz ruhig und *gemütlich hin und scanne meinen Körper vor meinem inneren Auge ab. Von außen und von innen, als wäre er durchsichtig. Ganz instinktiv zeigt mir mein Körper dann bestimmte Stellen in Rot oder Orange an und ich überlege, ob mir an dieser Stelle schon etwas aufgefallen ist. Fühlt sich die Haut dort komisch an, habe ich Druckgefühle oder Schmerz? Oder bekomme ich einfach das Signal, dass ich hier mal genauer drauf schauen könnte. Dann schicke ich blaues Licht (das empfinde ich als angenehm und vielleicht auch heilend) an diese Stelle. Das mache ich, solange ich das Gefühl habe, dass es der Körper braucht.*

8. Die Transplantation – den Teufel mit dem Beelzebub austreiben

Es begegnet mir auch heute, ein Jahr nach meiner Operation, noch mehrmals täglich, dass ich auf Menschen treffe, die mir sagen, dass jetzt ja Gott sei Dank alles wieder gut sei. Ist das so? Ist jetzt wieder alles gut? Natürlich sind ständig vergiftet zu sein, sich die Haut am ganzen Körper wund zu kratzen, nicht ganz klar im Kopf zu sein, ständig auf die Toilette rennen zu müssen, dauernde Arztbesuche, die Abhängigkeit von der Dialyse-Maschine oder das Damokles-Schwert der Transplantation der Teufel,

ohne Frage. Genauso ist es aber der Beelzebub, ständig zu zittern, häufig nicht mit der Hand schreiben zu können, juckende, pickelige Haut zu bekommen, Haare zu verlieren, bis kaum mehr was übrig ist, heftige Magen- und Darmprobleme zu haben, das enorm gestiegene Tumorrisiko, die unweigerliche Gewichtszunahme und die lebenslange Abhängigkeit von sehr vielen Medikamenten.
Ist jetzt alles wieder gut? Für mich Jein. Es war die richtige Entscheidung, sich bei Eurotransplant listen zu lassen. Das habe ich nie bezweifelt.
Was es allerdings bräuchte, wäre ein Bewusstsein bei sich selbst und anderen Menschen, dass ein solcher Eingriff einen Menschen verändert, körperlich aber genauso auch psychisch. In meinem Fall war die psychische Entwicklung nicht nur positiv. So hart zu sich selbst und auch zu anderen zu sein, macht einsam. Ich ertrage keine „Heulsusen“ neben mir, genauso kann ich aber auch nicht erwarten, dass jemand nachvollziehen kann, was ich durchgemacht habe. Es ist eine schwierige Sache. Ein solcher Eingriff macht demütig, erweitert den Horizont, lässt dich deine ganze Persönlichkeit durchleuchten und hinterfragen. Und macht einsam …

8.1. Der ersehnte Anruf

Als mein Handy am 30. September 2017 abends mit der Nummer der Uniklinik erneut aufleuchtete, ging schlagartig der Akku aus. Noch nie habe ich so hektisch mein Ladegerät gesucht und auf das Anspringen des Mobiltelefons gewartet wie an diesem Abend. Ich wusste aber eigentlich schon, was die Transplantationsbeauftragte am anderen Ende der Leitung mir anbieten würde. Und so war es auch: Man bot mir am 30.09.2017 abends um 20.30 Uhr passende Organe an. Ich hatte also scheinbar den vielbesagten „Organjackpot" geknackt! Entgegen meiner Erwartung und zum Erstaunen meiner Familie war ich diesmal vollkommen ruhig und gelassen. Lächelnd fuhr ich mit meiner (wieder eiligst hergebrausten Mutter) zur Notaufnahme der Uniklinik.

Die Uniklinik steht wie ein großes gelandetes Ufo auf einer Anhöhe. In der Nacht hell erleuchtet und von weitem sichtbar. Die blinkenden Lichter des Hubschrauberlandeplatzes verstärken den Ufo-Anblick. In der Notaufnahme angekommen, schickte ich meine Mutter lächelnd wieder nach Hause, damit sie sich um meine überforderten Kinder kümmern konnte. Sie könne mir jetzt sowieso nicht beistehen. Und so war ich dann alleine. Ich scherzte mit den Pflegern und Ärzten und brachte alle Untersuchungen fast schon routiniert und völlig gelassen hinter mich. Dann hieß es nochmal bangen, ob die sogenannte „Kreuzprobe" – das heißt Merkmale meines Blutes und des Spenderblutes werden gekreuzt und auf Reaktionen überprüft – negativ oder positiv ausfallen würde. Ich hatte mich gedanklich schon von den Organen verabschiedet, als eine freudestrahlende Anästhesistin mir mitteilte, es könne jetzt losgehen. Jetzt ging es wirklich los. Die Aufregung kam, jedoch nicht mal im Ansatz so heftig wie beim ersten Transplantationsversuch.

Bis die OP startete, vergingen aber nochmal fast 10 Stunden. Diese 10 Stunden können sich verdammt ziehen! Ich hatte erwartungsgemäß keine Sekunde geschlafen. Die Zeit, bis meine neuen Organe in Regensburg einträfen, verbrachte ich in einem Zweibettzimmer auf der Normalstation. Dabei war ich maximal weit entfernt von normal … Ich fühlte mich, als würde ich im Krankenhausbett schweben, ohne Berührung mit dem Bettlaken. Ich zitterte, konnte es nicht unterdrücken, obwohl ich nicht fror. Schon um 4 Uhr war ich geduscht und mit schicken Thrombosestrümpfen und OP-Hemdchen ausgestattet und freute mich wie verrückt auf das, was jetzt kommen würde. Ich hatte in den Videos gesehen, wie blutig es würde, wie monströs der Schnitt sein würde, dass große Klammern meinen Körper offen halten würden und nahezu alle Organe erst mal entnommen werden müssten, um die neuen einzusetzen. Aber ich freute mich! Ich freute mich, weil es auch nichts geändert hätte, Angst zu haben oder mich nicht zu freuen. Wer jemals mit von Klammern offen gehaltenem Körper vor einem Team von Ärzten gelegen hat und sein Leben und seine Würde in deren Hände gelegt hat, der weiß, dass man danach anders vertrauen kann und muss.

Ich erinnere mich noch, dass ich mit dem Pfleger, der mich zum OP fuhr, darüber witzelte, wie viele Paar Sneakers er im Jahr durch die Schiebe-Dienste durchlaufen würde. Humor und grenzenlose Zuversicht begleiteten diese letzten Minuten in den Katakomben vor den Operationssälen. Im OP angekommen, stieg ich auf einen Metalltisch um, wurde verkabelt und konnte einen Blick in den OP erhaschen. Er sieht tatsächlich einem Schlachthaus erschreckend ähnlich. Es ist auch erstaunlich umtriebig da drin. Es wuselt nur so von Menschen, die aber alle genau zu wissen scheinen, was ihre Aufgabe ist. Für mich war die Transplantation ohne Frage eine große Sache. Aber das Klinikpersonal gab mir das beruhigende Gefühl, sie hätten die Situation komplett im Griff und es sei gar nichts Aufregendes. Während mir der Anästhesist das Narkosemittel spritzte – Propofol – haben wir auch noch Witze gemacht. Ich glaube, das Personal hatte schon unangenehmere Patienten. Ich habe sämtliche Narkosen in meinem bisherigen Leben als wahnsinnig an-

genehm empfunden. Wann kann ich sonst in meinem Alltag als allein erziehende Mutter die Kontrolle kompromisslos abgeben? Ich finde es herrlich, für einen Moment nicht mehr zuständig zu sein und denen, die zuständig sind, vertrauen zu können. So war es also auch diesmal ein vertrauensvolles Einschlafen. Ganz nebenbei habe ich ja auch keine andere Wahl. Warum sollte ich mich also aufregen?
Ich habe mich nachher extra erkundigt: Die folgenden 10 Stunden meiner Nieren- und Pankreastransplantation hat ein und derselbe Chirurg geleistet. Und es war eine herausragende Leistung! Als ich später einmal die Gelegenheit hatte, habe ich das Operationsteam von Professor X gefragt, ob er nicht mal eine Pause machen müsse während solch einer anspruchsvollen Operation. Nein, er habe nur einen Becher Kaffee getrunken zwischendurch. Mein tiefster Respekt dem ganzen Team! Wir hatten später noch Email-Kontakt, weil ich das Bedürfnis hatte ihm mitzuteilen, wie gut es mir jetzt ginge und was für herausragende Arbeit er geleistet hatte. Er hat wohl vorher nur zweimal in seinem beruflichen Leben eine ähnliche Mail erhalten.

8.2. Die ersten Stunden

Meine ersten helleren Momente nach dem Aufwachen erlebte ich in einem Intensivzimmer. Schmerzen plagten ich kaum. Ich durfte mich nur minimal bewegen, was ich zwar wollte, sich aber technisch gar nicht machen ließ ... Was mir absolut im Gedächtnis eingebrannt bleibt, war die für mich absolut demütigende Tatsache, dass ich trotz Betteln nicht auf die Toilette gehen durfte. Natürlich ist das – mit Abstand betrachtet – nachvollziehbar. Auch wäre es damals schon rein körperlich gar nicht machbar gewesen! Aber als selbstbestimmte junge Frau mit auch in dieser Lage schreiendem Freiheitsdrang und dem „Ich WILL und ich KANN alles alleine machen"-Gefühl empfand ich das als echt belastend. Ich habe ganz lange sämtliche Körperausscheidungen zurückgehalten. Aber irgendwann habe ich eingesehen, dass ich es wohl kaum die nächsten Wochen leisten kann, nicht auf die Toilette zu müssen. „Dann gebe ich eben die Selbstbestimmung ab, und wenn ich schon dabei bin, auch gleich noch das Schamgefühl!" – Jetzt musste ich mich eben ergeben. Der Urin wurde genauestens beäugt: die Menge und die Farbe. Der erste Stuhlgang sah wie schwarzer Puder aus. Ganz fein, ganz schwarz ... unheimlich irgendwie. Ich wurde des Öfteren von den Pflegern besorgt gefragt, ob ich den Stuhldrang denn kontrollieren könne. Ja, konnte ich. Gott sei Dank, denn man hätte bei der Operation ja auch Nerven und Muskeln verletzten können, was zum künstlichen Darmausgang geführt hätte ... Ich bin wirklich froh, dass ich sehr vieles im Vorausgang der Operation nicht gewusst hatte. Zum Beispiel, was alles passieren kann ... Jedenfalls stellte sich der schwarze Puder als Blut im Stuhl heraus. Ich hatte wohl sehr viel Blut verloren, was eben auch im Darm gelandet war. Eigentlich logisch, ich hatte ja von meinem Spender automatisch auch ein Stück Darm erhalten, was vernäht worden war. Im Nachgang bin ich wahnsinnig glücklich über dieses kleine Stückchen Darm, dass ich als Zugabe noch erhalten habe. Meine Verdauung läuft seitdem wie geschmiert, so gut wie noch nie in meinem bisherigen 40jährigen Leben! ☺ Eine Niere am Limit produziert auch die für den Darm wichtigen Hormone nur noch auf Sparflamme, was viele Patienten mit Niereninsuffizienz an chronischer Verstopfung leiden lässt.

Im Nachhinein überlegt, habe ich mich zwar in den folgenden Tagen viel unterhalten und die Gespräche als klar empfunden, aber tatsächlich erinnere ich mich an kein Gesicht mehr, weiß nicht, wie ich die endlosen Stunden in „Isolationshaft" verbrachte habe. Auch habe ich keinen Schimmer mehr, welchen Inhalt die Unterhaltungen hatten. Mein Papa und mein Sohn duften mich am Tag nach der Transplantation kurz besuchen und sie haben mir nachher erzählt, wie völlig neben der Spur sie mich erlebt hatten. Aber ich erinnere mich weder an den Besuch noch die folgenden Visiten. Allerdings weiß ich noch, dass ich immer wach und voll da sein wollte und wie peinlich ich es fand, dass ich immer wieder eingenickt bin ... Typisch für mich, dass ich nicht zugeben konnte, ja nicht zugeben wollte, dass ich natürlich noch nicht auf der Höhe war.

8.3. Die ersten Tage – oder – Und ist der Berg auch noch so steil, a bissl was geht allerweil

Von nun an ging's bergauf. Ich habe mich geradezu verbissen aus der Intensivstation herausgekämpft. Ich habe die Ärzte angeschwindelt, wie gut es mir ginge, wie fit ich mich wieder fühlen würde und wie gut mein Körper reagiere. In Wahrheit litt ich aber an mehreren Tagen an schlimmem Durchfall. Das kam von dem Medikament Myfortic (Hauptmittel der Immunsuppression). Es wird in nahezu allen Foren auch von anderen Patienten so beschrieben. Ja, ich hatte das alles unterschätzt. Ich war sehr optimistisch und ohne große Bedenken. Ganz nach dem Motto: „Was ich nicht auf dem

Schirm habe, trifft mich nicht" war ich an die Sache herangegangen.
Nach der Operation und in den folgenden Tagen sah ich leichenblass aus und fühlte mich so, wie ich mir das Gefühl als gequälter Sterbender vorstelle. Ich besaß nicht genug Kraft, um den Kopf anzuheben, mir war ständig übel und schwindlig. Ich hatte schon mitbekommen, dass ich während der Transplantation sehr viel Blut verloren hatte. Mein Eisenspeicher war in der Folge so leer, dass ich eine Bluttransfusion brauchte. Ich fand den Gedanken daran, dass das Blut eines fremden Menschen in mich fließen würde, ich finde kein anderes Wort, schlichtweg ekelhaft. Mit den neuen Organen verband ich diesen Ekel nicht, mit dem sichtbaren Blut aber sehr wohl. Aus dem einen Blutbeutel wurden zwei.

Die Blutbeutel hingen über mir, ein Schlauch führte in meinen Zugang am Hals. Meine Mutter saß neben mir und versuchte mich abzulenken. Aber ich hatte ständig die Bilder aus dem Vampirfilm Twilight im Kopf. Bei der Vorstellung, dass ich das Blut eines Fremden schmecken würde, wenn ich mir jetzt auf die Lippe beißen würde, schüttelte es mich. Entgegen meiner Vorstellung tat mir das Spenderblut wahnsinnig gut. Das Leben floss in mich zurück. Mit jedem Tropfen ging es mir besser. Meine Mutter war begeistert, weil meine Gesichtsfarbe zurückkehrte. Das Morphium schien auch noch derart zu wirken, dass ich den diensthabenden Arzt nach einer Anmeldung zum nächsten Marathon fragte.

Das erste Mal aufzustehen bedeutete eine Herausforderung für mich, aber eine, der ich mich unbedingt stellen wollte. Ich wollte wieder auf die Beine kommen. Ich MUSSTE. Meine Kinder wollten die Mama wieder auf ihren Beinen stehen haben und mein innerer Antrieb auch. Ich hatte nicht diesen langen und steinigen Weg auf mich genommen, um nachher wie ein Häufchen Elend nur noch zu vegetieren. Schon den Weg zur Toilette empfand ich wie einen Marathon. (Ich bin sicher, mein Papa lacht jetzt, er lief jahrzehntelang Marathons ... Vermutlich habe ich einfach andere Gene als er.) Bei den ersten Gängen über den Krankenhausflur war ich schweißgebadet und völlig außer Atem. Ich habe mich oft beim Gedanken erwischt: „Das war es jetzt, so sieht dein Leben jetzt aus. Und so beschissen fühlt es sich an.“

Nach dem ungeliebten Aufenthalt auf der Intensivstation kam der ersehnte Schritt Richtung vermeintlicher Normalität: das Isolationszimmer. Als Patient im Isolationszimmer ist man auf einer Normalstation untergebracht und doch weit entfernt davon, dass es normal wäre. Natürlich ist man hier alleine, was ja durchaus Sinn macht. Jeder, der das Zimmer betritt, was natürlich nur ein sehr ausgewählter Personenkreis überhaupt darf, muss sich vollends schützen. Sich selbst vor den Keimen in diesem Bereich, vor allem aber den Patienten, der in diesem Zimmer liegt. Vollschutz bedeutet: Handschuhe, Mundschutz, Haube für die Haare, einen sterilen OP-Kittel, Desinfektion der Hände nach jedem Kontakt mit Gegenständen oder Personen. Ein Schild an meiner Zimmertür forderte jeden Eintretenden nachdrücklich dazu auf. Vor dem Zimmer standen verschiedene Behälter, in die die Vermummungsgegenstände nach jedem Verlassen des Zimmers entsorgt werden mussten.

Ein paar Tage nach dem Verlegen auf das Isolationszimmer kam zum ersten Mal ein Physiotherapeut zu mir. Jetzt war das berüchtigte erste „offizielle" Aufstehen angesagt. Im Moment konnte ich mir das Aufrechtstehen noch nicht einmal vorstellen! Durch die große Narbe hatte ich das Gefühl, mein Körper sei in der Mitte wie ein Klappmesser zusammengetackert und ein annäherndes Durchstrecken undenkbar. Aber ich überwand mich mehrmals am Tag und streckte mich jedes Mal ein Stückchen mehr und weiter.

Eine Woche später konnte ich zum ersten Mal selbst in die Physiotherapie gehen und mich auf einen Hometrainer niedrigster Stufe setzen, mit Blick nach draußen auf das Klinikgelände. Im Park der Klinik gab es einen Raucherpavillon, der vom rauchenden Klinikpersonal und Besuchern eifrig genutzt wurde. Da saß ich nun auf meinem Hometrainer, genoss den Blick nach draußen und auf das Leben und fragte mich trotzdem, warum die vielen Menschen so mit sich umgingen. Sie besaßen einen gesunden Körper, den sie wissentlich zerstörten. Das kam mir manchmal respektlos vor. Ich hatte täglich die um ihr Leben kämpfenden Mitpatienten vor Augen und dann traf mich die andere Realität mit Menschen, die scheinbar nicht zu schätzen wussten, was für ein Geschenk ein gesunder Körper ist.

Eines Abends kam mir ein E-Book unter. Das ständige Liegen und sich-schonen entsprach so gar nicht meinem Innersten und ich wollte mich zumindest geistig beschäftigen. Ich hatte das E-Book ausgewählt, weil ich es schon immer mal anlesen wollte und jetzt hatte ich ja Zeit. Es handelte sich um „Du kannst schaffen, was du willst" von Autor Jan Becker. Das hätte ich mal besser gelassen! Er schreibt auf den ersten Seiten seines Buches von Gesundheit und Krankheit. Er vertritt die Meinung, ganz kurz gesagt, dass alles eine Sache der inneren Haltung ist. Ich gehe absolut mit ihm, WENN es Kopfschmerzen, Rückenschmerzen oder Schnupfen betrifft. Aber ich hatte eine schwere Operation hinter mir und der Typ will mir erzählen, ich würde den „Wolf der Krankheit" in mir nähren und Krankheit wäre ein Ergebnis negativer Gedanken und Haltungen? Das hat mich zum damaligen Zeitpunkt so wütend gemacht! Ich war immer bekannt dafür – und mein Umfeld bewundert mich jetzt auch dafür –, so lässig und absolut positiv mit meiner Krankengeschichte umzugehen. Und dann lese ich das! Nach besagter Seite wurde das Buch zugemacht und ist bis heute geschlossen.

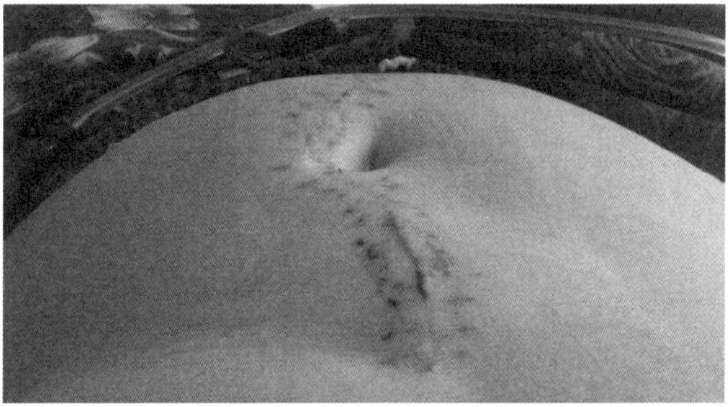

Die Narbe kurz nach dem Fädenziehen

Zu Beginn haben die vielen Medikamente voll zugeschlagen. Da gab es Durchfälle und ständige Übelkeit bei allem, was mit Essen zu tun hatte. Ich habe mich zwar gefreut, weil mich der dicke Bauch vorher schon gestört hat, aber ständig Hunger zu haben, das geht natürlich auch nicht. Ich habe mich dann gezwungen zu essen. Ich hab aber oft mehr auf dem Tablett zurückgegeben, als vorher drauf

war.☺ Nach der OP musste ich mich täglich wiegen, damit die Ärzte sofort Wassereinlagerungen erfassen könnten. Beim ersten Mal wiegen zeigte die Waage schlagartig 10 kg mehr Gewicht an als noch 4 Tage vor der Operation. Ich war hell erschrocken! Lag das schon am Kortison? In der folgenden Nacht hat die Niere aber schon 7 kg Gewicht (Wasser) ausgeschieden. Der Körper ist in diesem Stadium (und wie ich später erfühlen musste auch komplett nachher) mit allem überfordert. Das kommt auch durch die Zeit vor der Operation mit der Vergiftung, der psychischen Belastung durch die Warterei, die ständigen Arzttermine, die zerstochenen Arme mit grottenschlechten Venen.(Zum Glück habe ich ein Tattoo am Arm! Als Tipp für die Krankenschwestern „Unter dem Vogel geht's einigermaßen!") Und einmal schickte man mir einen Pfleger „zum Üben" ... Ja, das gabs auch. Dessen Highscore bei mir lag bei 22 Stichversuchen. Dann habe ich ihn darauf hingewiesen, dass man doch vielleicht Hilfe holen könnte!
Etwa zwei Wochen und dann erneut 4 Monate nach der Transplantation wurde meine neue Niere punktiert. Beim Punktieren wird mit einer langen Nadel und einem Greifhäkchen am unteren Ende ein winziges Stück aus dem Organ entnommen. Nur mittels Punktion kann eine Abstoßung des Organs sicher bestätigt oder entkräftet werden. Das ent-

nommene Gewebe wird wieder eingeschickt und nach ein paar Tagen bekommt man dann Nachricht über den Zustand des Organs, in meinem Fall der Niere. Der Pankreas kann nicht punktiert werden. Laut meinem Lieblingsarzt ist der Pankreas wortwörtlich die Mimose unter den Organen.
Bei der Transplantation wird eine Schiene zwischen der neuen Niere und der Verbindung zur Harnblase gelegt, damit die Verbindung stabil ist und geöffnet bleibt. Etwa drei Wochen nach meiner Entlassung hatte ich dann den Termin zum Ziehen dieser Schiene. Ich habe lange im Internet dazu recherchiert, weil ich großen Respekt und auch Angst davor hatte. Ich habe leider keine Erfahrungsberichte gefunden, die mir geholfen hätten. In den gefundenen Beiträgen hieß es lediglich, dass sich die Entfernung der Schiene bei Männern naturgemäß schwieriger gestaltet, da ihr Harnleiter länger ist. Ich bin also angespannt und harrend der Dinge, die da kommen, zum Termin in der Urologie erschienen. Die Entfernung empfand ich als sehr schmerzhaft. Ich hatte ja schon viel durchgemacht, aber bei diesem Schmerz fühlte ich mich der Ohnmacht nahe. Nachdem der Arzt fertig war, habe ich mich gefühlt, als hätte ich ein drittes Kind geboren. Zwar unwahrscheinlich erleichtert, aber auch so viel befreiter. Juhu, wieder eine Prüfung überstanden, wieder ein Punkt auf der Liste abgehakt.

9. Nach der großen Operation

Ich habe lange auf die große Erleichterung, das Glücksgefühl und die unbeschreibliche Dankbarkeit gewartet, von der ich in so vielen Forenbeiträgen gelesen hatte. Zu meiner eigenen Überraschung blieben die erst mal aus. Neugierde erfüllte mich. Ich war neugierig auf den Spender, sein Leben, seinen Tod und wie er zur Entscheidung kam, Organspender zu werden. Vom Krankenhausbett aus habe ich mit der Recherche nach meinem Spender begonnen. Ich wusste wenig: Er war männlich, etwa 30 Jahre jung und natürlich wusste ich durch meinen Organerhalt sein Todesdatum und den Ort der Organentnahme. Ich habe Online-Todesanzeigen durchforstet, in Tageszeitungen nach tödlichen Unfällen und Nachrufen gesucht. Aber leider blieb die Suche erfolglos. Viele meinen zu verstehen, dass ich mich bei seiner Familie bedanken wollte. Aber das war nicht der Antrieb, ganz und gar nicht. Es lag mir fern, Kontakt zu einer Familie zu suchen, die gerade erst so einen schmerzlichen Verlust erlitten hatte. Aber ich hätte gerne sein Grab besucht, hätte gerne die Gegend gesehen, in der er gelebt hat.
Er hat seit dem 1.10.2017 Einfluss auf mein Leben:
Ich mochte immer ganz gerne Fleisch, habe auch für meine Familie und Freunde ab und zu einen weltklassigen Schweinebraten zubereitet. Seit der Opera-

tion ekel ich mich vor Fleisch und Wurst. Ich habe tief in mir das Gefühl, Fleisch täte mir nicht gut. Es geht mir nicht darum, dass ich die Tiere schützen möchte. Es geht mir auch nicht um das Bewusstsein, für Leid zuständig zu sein. Ich mag es ganz einfach nicht mehr. Es ist ja auch viel gesünder so. Als Transplantierte soll ich gewisse Lebensmittel meiden, dazu gehören insbesondere rohes Fleisch (das fällt mir zumindest nicht schwer), Sushi, Granatäpfel und Grapefruits, weil sie schwächend auf die Immunsuppressiva einwirken. Alkohol sollte natürlich auch weggelassen werden. Es gab aber bisher schon ein oder zwei Anlässe, die von einem Glas Sekt begleitet wurden. Die Niere ist ein Ausscheidungsorgan und der Alkohol muss da durch. Dass er die Niere nicht positiv beeinflusst, versteht sich ja von selbst. Er belastet aber insbesondere die Leber, die den Alkohol abbauen muss. Wer eine längere Erkrankung mit seiner Niere hinter sich hat, der ist bestimmt auch auf die Problematik mit den Schmerzmitteln gestoßen. Ganz selbstverständlich werfen sich die meisten Menschen bei Kopfschmerzen, Zahnweh oder Erkältungen eine Schmerztablette ein. Während der Niereninsuffizienz müssen wir aber ganz besonders auf Medikamente zurückgreifen, die NICHT über die Niere, sondern über die Leber abgebaut werden. Und damit schließt sich der (Teufels)-Kreis.

Vielleicht bringt es mein Alter eh mit sich oder die Generation der 90er-Kinder, dass wir uns derzeit mehr oder weniger damit beschäftigen, gesund, nachhaltig und bewusst zu essen. An meine Ernährung nach der Transplantation werden einige Anforderungen gestellt: Das Essen soll maximal keimarm sein. Das heißt, kein Obst oder Gemüse direkt aus der Erde (Erdbeeren, Karotten, Salat). All das Grünzeug muss erst heiß gewaschen und dann möglichst auch noch desinfiziert werden. Welche Konsistenz heiß gewaschener Salat hat, kann sich jeder vorstellen ... Ich halte mich nicht immer daran. Ich will ja leben und mein Leben genießen und nicht asketisch sein. Mein Körper sagt mir, was er braucht. – Warum das nur immer Süßes sein muss? Ich habe mir zum Beispiel gleich nach der Entlassung aus dem Krankenhaus einen Salat gekauft, weil ich so Heißhunger auf etwas Knackiges, Frisches hatte. Das Krankenhausessen ist eben, was es ist. Bei Transplantierten wird aber zusätzlich nur abgepacktes, eingelegtes Obst aufs Tablett gelegt und eingelegter Sellerie beziehungsweise Karottensalat. Die ersten Tage nach der Operation gab es nur Brei. Auch zum Frühstück schon gab es Grießbrei – den habe ich einfach nicht runtergekriegt.

Einen positiven Einfluss der Medikamente, des Spenders oder ein Zusammenspiel aus allen Faktoren der neuen Situation gab es. Ich war immer eine

Chaotin. Ich habe Termine nie aufgeschrieben, hatte alles im Kopf. Ich war ein Lustesser und Lusteinkäufer, habe keine Einkauflisten oder Pläne gemacht. Meine Steuer glich einem alljährlichen Happening der Chaotie. Als erstes, als ich aus dem Krankenhaus gekommen bin, habe ich mein Arbeitszimmer umstrukturiert, mir Ordner und Ablagen besorgt. Das ist sicher für die meisten Menschen völlig selbstverständlich – und Recht haben Sie damit! Es ist viel entspannter und spart Lebenszeit, seine Sachen beieinander zu haben. Jetzt habe ich das auch: Meine Küchenaufbewahrung ist geordnet und beschriftet, ich schreibe To-do-Listen und habe meine Arbeit besser im Griff. Woran es auch immer liegt, ich persönlich bin der Überzeugung, ich habe mehr als „nur" Organe von meinem Spender erhalten. Schließlich hatten meine Niere und meine Bauchspeicheldrüse ja schon ein Leben vor dem Einsatz in meinem Körper. Ich habe von Organempfängern gelesen, die schlagartig ihre Ernährung umgestellt haben, nicht wegen der Gesundheit, sondern weil sie schlichtweg plötzlich andere Vorlieben beim Essen hatten. Ich habe von Empfängern gehört, die schlagartig auch anderen Musikrichtungen eine Chance gaben.

Natürlich sind mir auch Organempfänger begegnet, die sich seit der Spende kaum mehr bewegen, nicht mehr ans Sonnenlicht gehen oder andere Menschen

meiden. Sie essen nur noch abgepackte, nahezu sterile Lebensmittel. Einige wenige sind der Überzeugung, bei einer Transplantation würden – im übertragenen Sinn – auch Hirnzellen/ein Organgedächtnis des Spenders transplantiert werden. Hätte man mich vor der Transplantation mit dieser Ansicht konfrontiert, ich hätte lächelnd abgewunken. Doch ich denke nun, es könnte was dran sein an dieser Theorie.
Ich habe Lust mich zu bewegen und genieße meine neu entdeckte Kraft. Es geht natürlich langsam aufwärts und es gibt immer wieder Grenzen und Überforderungen, an die ich stoße. Aber alles in allem fordere ich mich jetzt gerne, weil ich es wieder kann. Ich möchte wissen, wie weit ich gehen kann, wozu mein Körper fähig ist. Er hat mich in den letzten Jahren dermaßen erstaunt, verblüfft, überwältigt und stolz gemacht!
Eigentlich ist es einfach, Bewegung in den Alltag einzubauen. Man leistet seinem Körper mit jedem Schritt einen wertvollen Beitrag. Ich lasse jetzt Aufzüge links liegen und benutze möglichst oft die Treppen, gehe zu Fuß zum Bäcker (ich weiß, wie verlockend das Auto vor der Tür glänzt) oder fahre mit dem Rad zur Arbeit. Meinen Körper in gutem Zustand zu halten, ist mir jetzt anders wichtig, als es das früher war.

Kurioserweise bin ich seit meiner Transplantation nie mehr gesprungen und auch nur im Ansatz gerannt, nicht einmal, als ich einen Bus noch erwischen musste. Ich habe das Gefühl, meine neuen Organe würden in meinem Körper herumfallen, wären nicht sicher angewachsen. Daher kann ich mich zum Springen oder gar Rennen nicht überwinden. Aus medizinischer Sicht spräche nichts dagegen. Meine Ärzte haben mir sogar versichert, dass meine neuen Organe sogar schon genetisch mir zuzuordnen wären, also bereits nahezu alle Merkmale von mir enthalten würden. Sie sind von einem Bindegewebsnetz gehalten, das sie in mir verankert. Trotzdem sind sie jetzt an anderer Stelle als vorher.

Meine neue Niere sitzt links neben meinem Bauchnabel, nur etwa 2 cm unter der Haut. Meine Bauchspeicheldrüse befindet sich rechts neben dem Bachnabel, auch nur knapp unter der Haut. Manchmal spüre ich die Organe klemmen, wenn ich mich über eine Brüstung lehne oder mich verdrehe. Die alten Nieren hängen noch in meinem Körper, aber sie werden immer kleiner. Alle Organe, die der Körper nicht aktiv nutzt, werden zu Fett umgebaut. So auch der Stumpf meiner alten Bauchspeicheldrüse. Die neuen Organe passen nicht zu 100% zu meinem Körper. – Klar, sie stammen ja von einem 30jährigen Mann. Deswegen wird mein Bauch wohl nie flach sein. Aber das ist auch in Ordnung so, ich weiß ja, was sich da befindet, wo andere vielleicht einen flachen, muskulösen Bauch haben. Mit „früher" meine ich die knapp 40 Jahre vor den großen Veränderungen durch die Operationen. Früher hat die Optik den Antrieb für Bewegung und Ernährung bedingt. Meine Sicht auf die Optik hat sich aber grundlegend verändert. Vor den Operationen habe ich dickere Menschen mit dem Stempel faul und antriebslos versehen. Jetzt sehe ich bei einigen zumindest Anhaltspunkte, dass sie auch krank sein könnten, ihre Körperfülle durch Medikamente, die Psyche oder Bewegungseinschränkungen bedingt ist. Ich bin nicht mehr so hart im Urteil. Man könnte auch sagen, ich bin milder zu mir selbst und milder zu anderen geworden. Als obere Priorität war mir immer wichtig, und ist es auch heute noch, nicht krank auszusehen. Das birgt leider auch die Gefahr, nicht ernst genommen zu werden. Anscheinend gilt nur als krank, wer auch krank aussieht und es vor allem auch so kommuniziert. Da wären wir wieder beim berühmten Jammern ... Ich begegne laufend Menschen, die eingeschränkt leben müssen. Ja, das ist ganz oft beschissen, es verlockt dazu, einen Großteil der Mitmenschen als oberflächlich zu sehen, als Egoisten. Ich suche noch nach einem Weg, meinen Mitmenschen mitgeben zu können, dass ich jetzt verändert bin, ohne zu jammern,

ohne ständig von mir und einem Leid erzählen zu wollen. Das will ich auf keinen Fall.
Wie belastend und bedrohlich die Kinder diese Situation tatsächlich erlebten, zeigte sich erst später. Beide Kinder haben mich natürlich so bald und so oft es möglich war besucht. Kinder sind nicht die idealen Besucher auf einer sterilen Station … Aber natürlich sollten und wollten sie wissen, wie es um mich steht und wie schnell ich wieder auf die Beine kommen würde. Ich habe mich also ständig nicht nur selbst unter Druck gesetzt, auch mein Umfeld wollte mich schnellstmöglich wieder belastbar sehen.
Paula kam mir und meiner Mutter, von der sie während der Krankenhauszeit betreut wurde, erstaunlich, nein, erschreckend gelassen vor. Sie hatte ein paar Mal abends beim Zubettbringen geweint und machte sich Sorgen. Aber sie spielte, ging „ganz normal“ zum Kindergarten und zeigte auch sonst keine Auffälligkeiten.
Als ich entlassen wurde, waren wir sofort wieder auf uns drei gestellt, was sich einfach so ergab, ich aber auch genauso wollte. Rückblickend wollte ich wohl mir und allen anderen beweisen, wie stark ich bin. Ich unterlag dem Irrglauben, ich habe die Kraft wie vorher, wie eh und je.
Paula schlief die ersten Nächte zuhause bei mir im Bett, trotz ihrer 5 Jahre. Wir beide freuten uns ein-

fach riesig, unsere gewohnte Nähe wieder genießen und neu entdecken zu können. Als ich aber begann, sie wieder im eigenen Zimmer und im eigenen Bett schlafen zu lassen, begann ein Kampf, der bis heute andauert. Paula hat große Angst davor, alleine zu schlafen. Sie macht sich Sorgen, ich könnte einfach sterben und sie bekäme es nicht mit. Sie begann zu kontrollieren, wann ich mich wo aufhalte und wie es mir geht. Ihr Vertrauen in mich war tief erschüttert. „Du hast gesagt, es wäre alles in Ordnung und es geht dir gut. Warum musst du dann doch dauernd ins Krankenhaus und musst noch so oft Blutzucker kontrollieren? Der Zucker ist doch jetzt weg, hast du gesagt!!!" Noch bevor ich mich um meine eigene psychische Gesundheit kümmern konnte, suchte ich nach einem Therapieplatz für Paula, damit sie ihre Verlustängste in den Griff bekommen und ein unbeschwertes Leben führen könnte. Paula begann ein Jahr nach der erfolgreichen Transplantation eine Verhaltenstherapie bei einer Kinder- und Jugendpsychotherapeutin. Im Verlauf der Therapie fand ich ein Büchlein, in das sie, mittlerweile 6jährig, geschrieben hatte:

„Es war einmal ein Mädchen namens Paula …“, schrieb sie da in krakeliger Kinderschrift „… ihre Mama hatte oft Unterzucker und Herzinfarkte (Anm.: Paula nennt Ohnmachten Herzinfarkte). Paula hatte ein schreckliches Schicksal und hatte viel

Angst. Aber ihr Bruder hat sie getröstet. Die Paula hatte Angst, dass ihrer Mama etwas passiert und hatte kein Vertrauen mehr. Ihr Bruder erlaubte sich manchmal einen Spaß und tat, als wenn er umfällt. Aber da hatte Paula noch größere Angst. Sie konnte ohne ihre Mama schlecht schlafen und hatte oft Albträume. Paula sah dann immer schreckliche Bilder vor sich (Bild von einer Frau, die erhängt an einem Baum hängt). Die Mama wurde immer bewusstlos, weil sie eine Krankheit hatte, nämlich Diabetes. Diabetes nennt man auch zuckerkrank. Das ist so, weil man im Unterzucker bewusstlos werden kann. Auch hatte ihre Mama ein hohes Risiko, am Unterzucker oder Blut im Kopf zu sterben. Paula wusste das und sah das oft und wurde immer trauriger und trauriger. Irgendwann hatte sie kein Vertrauen mehr.

Doch dann wurde operiert. Für ihre Mama ging ein Licht auf, aber für Paula nur ein halbes, da sie sich immer noch nicht sicher fühlte. Die ganze Familie war fröhlich, aber Paula war nicht sicher, ob sie fröhlich oder traurig sein sollte, denn sie hatte immer noch Angst.

Nach der Operation war Paulas Mama keine Diabetikerin mehr. Paula hatte aber trotzdem Angst, dass ihre Mama einen Herzinfarkt bekommen könnte.

Dann überlegt sich Paula, als sie versuchte einzuschlafen, dass eigentlich das ganze Leben gefährlich

sein konnte. Man könnte vom Pferd fallen oder ein Auto könnte einem drauf fahren. Paula wollte nicht mehr die ganze Zeit Angst haben und sich auch keine Gedanken mehr machen, was alles passieren könnte.
Paula überlegte sich einen Notfallplan gegen die Angst: Sie könnte die Augen zumachen und träumen, sich etwas Schönes vorstellen, mit ihrer Katze kuscheln, die Gedanken in eine Kiste einsperren oder sich ablenken ...“

Paula nähert sich jetzt dem Ende der Therapie und vieles ist besser geworden. Sie ist zum Beispiel heute auf einem Geburtstag eingeladen und macht sich keine Sorgen, dass mir in der Zwischenzeit (während sie nicht da ist, um auf mich „aufzupassen“) etwas passiert. Sie schläft jetzt auch wieder meistens alleine. Trotzdem ist die Angst noch tief verankert. Wenn Paula am Wochenende ausschläft und ich schon aufstehe, um das Frühstück vorzubereiten, dann steht sie mit Sicherheit etwa 10 Minuten nach meinem Aufstehen neben mir und kann nicht mehr schlafen, weil sie wohl spürt, dass ich schon aktiv bin. Wir werden wohl immer eine enge Verbindung haben, nur soll sie doch bitte von Liebe und nicht von Angst geprägt sein.
Diesen Instinkt hatte Leon übrigens auch schon immer. Egal wo er war und was er tat, er hat gespürt,

wenn mit mir etwas nicht stimmte. Heute ist Leon in den letzten Zügen seiner Ausbildung zum Krankenpfleger und ich kann mir keinen Beruf vorstellen, der besser zu ihm passen könnte. Er hat sich bewusst für diesen Weg entschieden, weil er weiß und spürt, was Menschen in Ausnahmesituationen brauchen. Mit der Ausbildung hat er sicher auch einen Teil unseres Weges verarbeitet.

9.1. Die Reha

Ein halbes Jahr später bin ich für 3 Wochen nach Bad Heilbronn zur Reha für Transplantierte gefahren. Mit im Gepäck war die Vorfreude auf meine geliebten Berge (zugegebenermaßen DAS Kriterium für die Reha). Die wunderschön gelegene Klinik bot ein gutes Programm, jedoch nur auf Nierentransplantierte zugeschnitten. Meine kombinierte Transplantation ist wohl doch zu „speziell“. Es gab viele Bewegungseinheiten (Walkinggruppen mit anschließender gemütlicher Einkehr im Gasthof), Gruppenrunden zum Sonnenschutz unter Immunsuppression, Qui Gong und Wassergymnastik. Ja, es gab viele Gruppen, an manchen nahm ich teil. Ich nutzte meine Zeit für die große kleine Freiheit außerhalb der Pflichtgruppen. Ich ging abends um den Ort, fuhr auf Berge und lief runter, ging ins Museum und

genoss einfach die wunderbare Landschaft. An Wochenenden wurde meine Tochter oft von den Großeltern zu mir gebracht und blieb ein paar Tage.
Ich hatte mich so gefreut, bei der Reha endlich auf Gleichgesinnte zu treffen! Leute, die wussten, wovon wir Transplantierte reden. Gleichgesinnt war mir kaum jemand. Das Essen schmeckte großartig, schon allein, weil ich mir keine Gedanken um das Kochen und Einkaufen machen musste. Aber trotzdem wurde im allgemeinen Tenor übers Essen hergezogen. Mit Trauermine nahmen meine Mitpatienten ihre Medikamentenboxen mit zum Tisch und tauschten sich darüber aus, wie viel sie „unverschämterweise“ einnehmen müssen. Ich war ehrlich erschüttert über so wenig Demut und Dankbarkeit. Sie konnten hier sein, durften am Leben sein! Sie alle konnten doch die Sonne spüren, die Wärme, die frische Luft und das Umsorgtwerden. Sie alle hatten unglaubliches Glück gehabt, einen Verwandten zu haben, der ihnen einen Teil seines Körpers abgegeben hatte (ich war die Einzige mit einer „Totspende“, die anderen Patienten hatten Organe ihrer Lebenspartner oder Eltern erhalten, die jetzt eben mit nur einer Niere weiter lebten). Es wäre deprimierend geworden, sich dieser Gruppe Menschen anzuschließen und sich diesem Tenor auszusetzen. So habe ich also wieder mein eigenes Ding gemacht, habe alle medizinischen Checkups aufgesogen und

meine alleinige Zeit genossen. Insofern war diese Reha für mich unglaublich erfolgreich!

10. Nebenwirkungen der Medikamente nach der Transplantation

Zweifellos sind es viele Medikamente, die ich seit meiner Transplantation nehmen darf. Ich habe mir extra eine Smartwatch gekauft, die mich durch Vibrationen an die Zeiten meiner Medikamenteneinnahme erinnert. Allzu leicht vergisst man im Alltag sonst ohne Erinnerung die Einnahme. Gerade bei den Immununterdrückern ist es aber absolut wichtig, den Spiegel immer auf dem gleichen Level der Unterdrückung zu halten, sonst würde der Körper die gespendeten Organe sofort als nicht körpereigen erkennen und versuchen, sie loszuwerden. Das Ärzteteam von der Uniklinik hat eineinhalb Jahre lang an der richtigen Dosis gefeilt. Im Moment scheinen wir sie fürs erste gefunden zu haben. Der Spiegel bei den Immunsuppressiva ist aktuell stabil.
Seit meinem Ankommen in der Notaufnahme nach dem entscheidenden Anruf der Transplantationsbeauftragten nehme ich folgende Medikamente um 9 Uhr, 12.30 Uhr, 18 Uhr und 21 Uhr. Keine Minute früher oder später:

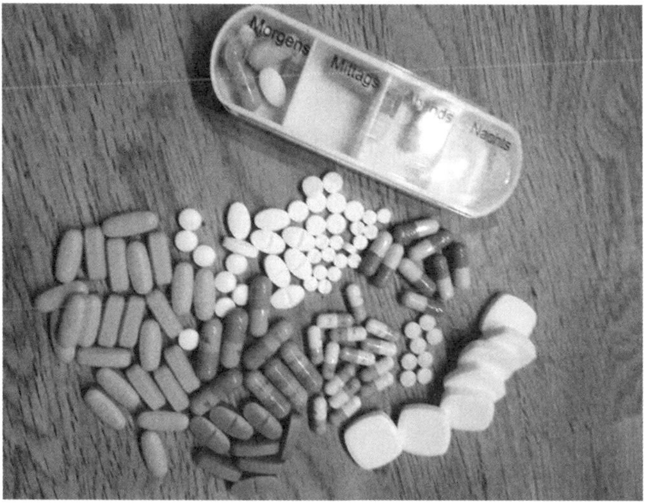

Tägliche Dosis an Medikamenten

Zwei verschiedene Immunsuppressiva (Die Suppressiva schwächen das Immunsystem so weit wie möglich. Ein Infekt wird dann schnell zum Problem: Der Körper kann nur spärlich kämpfen und das verbliebene Immunsystem fährt bei einem Infekt alle Geschütze auf und könnte die neuen Organe abstoßen), Kortison (auch als Immunsuppression eingesetzt), Blutverdünner (als Vorbeugung erneuter Schlaganfälle), Blutdrucksenker, Magenschutz, ein Parkinson-Medikament für die Restless legs, Citalopram (um über Krisen hinwegkommen zu können und den Alltag zu meistern) und Vitamin D (weil das Kortison die Knochen brüchig macht).

Wie das immer so ist: Was viel hilft, kann auch viel schaden. Ich habe ein paar Nebenwirkungen hier der Vollständigkeit halber aufgeführt, aber ich schenke ihnen weitgehendst kaum Aufmerksamkeit. Ich bin dankbar für die Möglichkeit, medikamentös versorgt zu werden und nehme die Seitenstraßen eben in Kauf.

10.1. Haare

Besonders in Erinnerung geblieben sind mir zwei Bekannte und eine Arbeitskollegin: Nach etwa 3 Monaten Immunsuppression fielen mir 2/3 meiner Haare aus, büschelweise. Es war erschreckend! Habe ich das dann gegenüber Bekannten mal angesprochen bei der berüchtigten Frage, wie es mir gehe (die übrigens von jedem kommt, aber kaum einer könnte mit einer ehrlichen Antwort umgehen, deswegen erspar ich mir das), dann kam IMMER und mit 100%iger Sicherheit „Mir fallen auch Haare aus!“ oder wahlweise auch „Sieht man ja gar nicht!“. Oh doch, man sah es! Beim Kämmen war das Waschbecken voller Haare und wenn ich einen Pferdeschwanz band, dann konnte ich die Haare beim Lösen gleich in der Hand liegen lassen. Meine Mutter hat mir aus einem Urlaub in der Schweiz ein Hefepulver mitgebracht, dass das Haar fülliger er-

scheinen lassen soll. Das war so herzzerreißend süß! Ich habe mir Haarteile zum Reinklipsen bestellt und sofort wieder zurückgeschickt. Ich habe Biotin-Kapseln geschluckt und mir Rizinusöl in den kläglichen Haar-Rest geschmiert. Es hat nichts geholfen. Bis zu dem Moment, in dem ich beschlossen habe, die Sache entspannt anzugehen. Gut, dann habe ich kaum noch Haare. Was solls! Es hat sich so viel verändert in den letzten Monaten, das kann ja nicht spurlos vorbeigehen an meinem Körper.
Dann kam der denkwürdige Tag, etwa 8 Monate nach der Transplantation, als ich zu meiner Friseurin fuhr. Mein Plan lautete, die Haare abschneiden zu lassen, um den starken Ausfall zu kaschieren und zumindest „pfiffiger" auszusehen. Sie hat meine Haare gewaschen, gebürstet und wir wollten mit dem Schneiden anfangen. Da richtete sich ein zarter Helm aus einem Haarflaum auf. Es sah grotesk aus, aber wir beide lagen uns weinend vor Freude in den Armen. Die Haare kamen wieder! Stärker und schöner als zuvor!

10.2. Haut

Mit meiner Haut hatte ich vor der Transplantation nur insofern Probleme, dass sie ständig stark gejuckt hat. Natürlich hat sie gejuckt, das Gift in meinem

Körper, dass die Nieren nicht abbauen konnten, musste über die Haut raus. Teilweise habe ich mich wund gekratzt. Das war nach den großen Operationen weg. Meine Haut hat sich tatsächlich sehr verändert seitdem. Klar, durch das viele und ständige Kortison ist sie dünner und empfindlicher geworden, das war zu erwarten. Mir reißt jetzt öfter mal die Haut auf, vor allem im Gesicht, Wunden heilen schlechter. Wie gesagt, das hatte ich erwartet und es erschreckte mich nicht sehr. Was ich allerdings nicht erwartet hatte, waren die starken Unreinheiten, vor allem im Gesicht, am Hals und am Dekolletee. Von dicken Pusteln über kleine Knötchen war alles vorhanden. In meiner Verzweiflung habe ich alle behandelnden Ärzte darauf angesprochen. Niemand interessierte sich aber dafür, ich solle froh sein, dass es mir so gut ginge und es „nur“ die Haut sei … Natürlich, im Ansatz stimmt das ja. Aber wie soll eine Frau mit schlimmer Haut und wenig Haar Lebensfreude ausstrahlen? Das ist tatsächlich eine Herausforderung. Ich befragte schließlich auch eine Dermatologin. Ich hatte große Hoffnung in den Termin gesetzt. Ich hatte erwartet, sie würde bei einem Blick auf meine Medikamente sagen, dass das ganz klar sei und wir dieses und jenes tun könnten. Ja, das hatte ich gehofft. Die Realität sah aber wiedermal anders aus. Die Ärztin würdigte mich kaum eines Blickes, schrieb mir eine antibiotische Salbe auf

und entließ mich frustriert. Ich war also wieder mal auf mich selbst gestellt. „Glücklich“ damit leben wollte ich definitiv nicht! Ich habe die Drogerie leer gekauft und auch online so einiges geshoppt, was Linderung bei Akne versprach. Meine dünne Haut wurde jedoch noch trockener und begann noch schlimmer auszusehen. Ich bin letztendlich bei Babykosmetik gelandet, was meine plötzlich fettige und höchst sensible Haut regulierte. Und die Psyche spielte auch bei diesem kosmetischen Problem eine große Rolle: Vor dem Schlafengehen habe ich mich immer meiner Haut noch zwei/drei Minuten gewidmet und sie gedanklich mit einem blauen Film überzogen. Einem Film aus Liebe, Energie und Heilung. Das hat mir geholfen. Es hat mir geholfen, die Haut zu beruhigen und sie trotz ihrer Makel annehmen zu können, ja lieben zu können.
Nach einem Jahr mit der neuen Situation bin ich jetzt höchst zufrieden mit meiner Haut. Sie hat sich beruhigt. Wenn ich mir jetzt Fotos von der Anfangszeit anschaue, dann verstehe ich meine Haut. Die ganze Situation war zum Aus-der-Haut-Fahren. Ich hatte enorme Erwartungen an mich selbst, ich musste als Mama und Familienoberhaupt wieder reibungslos funktionieren.

10.3. Zittern

Meine Handschrift ist krakelig geworden, seit ich die Medikamente nehme. Ich kann den Stift vor lauter Zittern oft nicht halten. Das ist mir peinlich. Ja, manchmal zittert der ganze Körper, als würde ich frieren – im Hochsommer! So ähnlich fühlt sich vielleicht Parkinson an. Parkinson habe ich noch nicht „ausprobiert". Vielleicht lasse ich das auch besser bleiben. Aber es ist typisch als Nebenwirkung und es ist okay. Ich habe gelernt, es zu kaschieren, so gut es eben geht!

10.4. Wahrnehmung

Mein Vater hat mich schon mein Leben lang liebevoll und ein bisschen spöttisch „Jonny Mauser" nach der Figur aus dem Kinderbuch „Mullewapp" genannt. Diese kleine Maus hatte eine sehr feine Nase und störte sich an für sie unangenehmen Gerüchen. War ich also früher schon ein Jonny Mauser, dann bin ich heute Jonny Mauser extrem. Ich bekomme Kopfschmerzen von vielen Parfüms, Raumdüften, künstlichen Duftölen, nach Schweiß riechenden Menschen und so weiter. Vielleicht bin ich einfach geschulter in der Körperwahrnehmung, vielleicht tun die vielen Medikamente ihr übriges.

Ein Zusammenleben ist damit nicht unbedingt einfacher geworden. Mein Sohn muss sein Eau de Toilette auf dem Balkon aufsprühen, weil mir sonst übel wird. Unsere Deos enthalten keinen Duft, die Duftlampe wird nur mit reinem Naturölen betrieben.
Zur Wahrnehmung gehört auch, wie ich die Umwelt sehe. Bei Bekannten von mir drehen sich die Gespräche um Diäten, Hungern, Idealkörper, operative Eingriffe, permanent Make-up, Fake-Wimpern ... Wie reagieren diese Menschen, wenn sie durch einen Unfall bleibende Schäden davontragen oder ein nicht durchschnittliches Kind zur Welt bringen würden? Wenn ich jemandem nur kurz andeute, dass meine beiden Kinder Frühgeburten waren und ich wegen ihres geringen Gewichts lange Angst um ihr Leben oder Spätschäden hatte, dann kommt (und kam bisher immer): „Ja, meine Tochter/mein Sohn kam auch zu früh!“ Bereits Kinder, die einen Tag vor dem Geburtstermin kommen, sind förmlich Frühgeburten. Bei meiner Nachfrage und Freude, jemanden mit ähnlichen Erfahrungen getroffen zu haben, stellte sich dann meist heraus, dass sie ihr Kind in der 39. statt in der 40. Schwangerschaftswoche entbunden hatten. Sie hatten also schlicht keine Ahnung, wovon ich sprach. Deswegen hörte ich irgendwann auf, darüber zu sprechen.

10.5. Lebensplanung

Ich habe zwei über alles geliebte Kinder. Ein drittes Kind hätte ich mir als gesunde Frau in geordneten Verhältnissen sehr gut vorstellen können. Aber jetzt noch? Selbst wenn ich den Wunsch nach einem weiteren Kind nach der Transplantation gehegt hätte, dann hätte es beim Wunsch bleiben müssen. Niemals könnte ich mir vorstellen, eine dicke Babykugel unter meiner ebenfalls dicken Narbe zu tragen. Oh Gott, nein! Weder Druck von außen auf die Narbe noch von innen kann ich mir jetzt vorstellen. Außerdem wirken die Immunsuppressiva und die meisten meiner anderen Medikamente fruchtschädigend. Extreme Behinderungen des Fötus wären zu erwarten. Und es gibt doch noch ein paar Erfahrungen, die ich in diesem Leben nicht bewältigen muss.
Meine Kinder wünschen sich sehr, dass ich einen Mann an meiner Seite habe, einen Vaterersatz für sie. Ich habe mir mein Leben mit den Kindern alleine aufgebaut und kann mir schon wegen meiner Belastungen mit den Krankheiten nur schwer einen Mann an meiner Seite vorstellen. Ehrlich gesagt weiß ich ja auch gar nicht, wie es sich anfühlen würde, Verantwortung abgeben zu können. Den Wunsch nach einem Partner schiebe ich deswegen in den Hintergrund, aufgeben will ich ihn nicht.

Vielleicht gibt es ihn ja, den Mann, der sieht, was in mir steckt und der kein perfektes Frauchen will?

10.6. Aktionismus

Wie oft habe ich als „Tipp" gehört, ich solle alles langsamer angehen lassen, mich ausruhen. Das aber widerstrebt mir zutiefst. „Das ist mein Körper, er hat zu funktionieren, wie ich mir das vorstelle – und zwar sofort!"
Gut. – Sofort ging erst mal gar nichts ... Aber auch ausruhen war nicht drin. Natürlich machen es die Lebensumstände als allein erziehende Mutter unmöglich, die Beine hochzulegen. Aber der Antrieb kam vor allem von innen. Ich fühlte mich ständig gezwungen, noch etwas zu schaffen, noch etwas zu erledigen, abzuarbeiten oder anzuschieben. Ich habe oft gelesen, dass es auch anderen Patienten unter der Suppression so geht. Das beruhigt etwas. Und meinem Haushalt, ja, meinem ganzen Leben tat das gut! Plötzlich waren Kisten im Keller beschriftet, Aktenordner sortiert, ich habe Kleidersäcke aussortiert, den Keller entrümpelt ... Es fand sich ständig etwas! Bis zur totalen Erschöpfung. Mittlerweile habe ich ein Mittelmaß gefunden aus dem, was ich leisten möchte, und dem, was ich leisten kann. Und das gefällt mir! Wie aber schon vorher erwähnt,

birgt der Aktionismus für die Außenwelt immer die Gefahr, dass der Eindruck entsteht, man könne jetzt plötzlich wieder alles, keiner müsse Rücksicht nehmen, das Leben ginge weiter wie vorher. Das tut es definitiv nicht!
Mein Rezept für den Umgang mit diesem Zwiespalt: sich selbst die Liebe, die Rücksicht und den Freiraum, den man braucht, geben. Ich kenne mich, ich weiß, was ich leisten kann. Ich hatte dazu ein Erlebnis, dass mir diesbezüglich Klarheit verschafft hat: Ich war etwa 4 Monate nach der Transplantation mit meiner kleinen Tochter für 4 Tage in den Alpen. Aus dem simplen Grund, dass mir die Berge dermaßen Kraft geben und mir Probleme aufgrund ihrer Größe und Massivität winzig klein erscheinen lassen. Bei einem Ausflug zu einem Gipfel, den wir mit der Seilbahn erreichen wollten, habe ich meinen Schwerbehindertenausweis vorgezeigt, um eine Ermäßigung für die Fahrt zu bekommen. Die junge Frau am Schalter lächelte mich freundlich an und meinte dann: „Wow, 100% Schwerbehinderung, wie haben Sie das denn geschafft?“ Darauf antworte ich in meiner flapsigen Art: „Drei Schlaganfälle, zwei Transplantationen, Diabetes, Arteriosklerose und fast blind.“ Schwups, schon zahlen Sie nur noch sechs Euro für die Fahrt! Da wurde sie blass und sagte: „Respekt, junge Frau. Bei aller Liebe, aber DER Preis wäre mir zu hoch!“

Natürlich ist der Preis hoch und man zahlt ihn ja auch nicht freiwillig, aber ich habe ihn gezahlt und ich bin stolz darauf, alles so gut weggesteckt zu haben – bisher!
Bei dem Gesicht der Frau ist mir schlagartig klar geworden, dass es nicht selbstverständlich ist, dass ich mit der Bahn auf einen Gipfel fahre und dann zu Fuß wieder runter laufe. Dass es nicht selbstverständlich ist, dass ich zum Arzt gehen kann. Dass es ist nicht selbstverständlich ist, dass ich teure Medikamente bekomme. Ein Wort ändert viel! Ich „darf“ Medikamente nehmen, ich sage nie: „Ich MUSS wieder meine Medikamente nehmen!“ Ich poste keine Bilder der Mengen, die ich nehme. Ich schreibe nicht in Foren, wie sehr ich unter Hitze oder Kälte leide. Ich lebe viel lieber und bin verdammt glücklich, dass ich leben darf und SO leben darf. Und das darf ich aufgrund der Entscheidung eines jungen Mannes, seine Organe nicht begraben zu lassen, sondern damit ein Leben zu retten. Dieses Glück lässt sich nicht in Worte fassen.
Vermutlich weiß jeder, dass Kortison das Gewebe locker macht, die Haut dünner wird. Aber auch die Muskeln und das Gewebe werden dünner und anfälliger.
Es geschah an einem Samstag im Sommer, kurz vor dem einjährigen Geburtstag meiner neuen Organe. Ich war lustig im Haus zum Putzen unterwegs. Be-

schwingt singend und pfeifend stieg ich die Treppe vom Keller ins Erdgeschoss hinauf, als es einen lauten Knall tat und ein stechender Schmerz meinen Unterschenkel durchfuhr. Ich konnte nicht mehr auftreten. Ich schrie auf. Beide Kinder kamen innerhalb von einer Sekunde zu mir gerannt, obwohl sie auf anderen Stockwerken beschäftigt gewesen waren. Die Diagnose: Sehnen-Anriss. Operiert werden ging wegen des Blutverdünners und als Transplantierte ohnehin nicht. Den Sommer verbrachte ich mit einem dicken Plastik-Gerüst am Fuß.
Auch meine Zahnfüllungen fallen reihenweise aus. Tja, das Gewebe wird lockerer ... Ich freue mich aufs Alter. ☺

10.7. Die Psyche

Wenn Menschen verreisen, habe ich oft gehört, dass die Seele erst nachkommen muss. Es dauert einen Moment – oder auch länger. Ähnlich wie einem Reisenden ging es auch mir. Etwa ein Jahr lang habe ich mir und anderen vorgegaukelt, ich sei jetzt eine verbesserte Julia, eine Julia 2.0. Ich fühlte mich leistungsfähiger, ich nahm es wieder mit allen auf. Ich habe mir nie anmerken lassen, dass ich mich anders fühlte seit dem einschneidenden Erlebnis rund um meine Organe und ihr Ersetztwerden. Schon im

Vorfeld der Transplantation war es mir immer wichtig gewesen, dass man es mir nicht ansah, wenn es mir nicht gut ging. Mein Körper war quasi coabhängig und hat das Spiel mitgespielt. Noch heute ist es so: Je schlechter es mir geht, desto besser sehe ich aus und umgekehrt.

Im Job wollte ich mir nicht die Butter vom Brot nehmen lassen. Ich bin nur 6 Wochen nach der Transplantation wieder ins Büro gegangen (aus Angst um meine Stelle, nicht weil ich fit genug gewesen wäre) und habe mich allen Gefahren ausgesetzt, die dort lauern: erkältete Kollegen, Händeschütteln, Busfahrten, Stress ... „Wir haben manchmal gedacht, du hättest uns verarscht und du hast dir die Geschichte mit der Transplantation nur ausgedacht", hat mir später eine Kollegin im Vertrauen erzählt. Erschreckend. Mein Plan und meine innere Haltung, mir nichts anmerken zu lassen und nicht „behindert" zu wirken, wendeten sich also gegen mich! Mein neuer Chef nahm mich und meine „Begleiterscheinungen" nicht ernst, die Kollegen sprachen nie von krank sein, sondern immer von „krank machen". Der Druck stieg stetig. Etwa ein Jahr nach der Transplantation kam ich an einen Punkt, an dem ich mich entscheiden musste, am Druck zu zerbrechen und mit meinen neuen Organen bezahlen zu müssen oder einen Gang zurück zu schalten.

Schweren Herzens habe ich zurückgeschaltet. Ich nahm mir ein paar Monate unbezahlte Auszeit vom Job, was mir finanziell große Ängste bereitete. Schließlich bin ich für drei Menschen mit all ihren Bedürfnissen und Wünschen zuständig. Es hat mir erstaunlich gut getan, dass zumindest der Druck der Arbeitswelt für eine Zeit weggefallen ist, denn diesen empfand ich permanent sehr hoch. Mein Chef hat nicht anerkannt, was für Belastungen ich mit mir herumtrage. Für ihn war ich immer noch die vollwertige Arbeitskraft, als die er mich eingestellt hatte.

Ein zentrales Thema ist im Moment, wie ich es schaffe, dass mein Umfeld Rücksicht auf mich nimmt, mir nicht permanent zu viel zumutet. Ich mag mich, so wie ich bin. Ich wehre mich dagegen, jedem auf die Nase zu binden, was ich erlebt habe und wie es mich geformt hat. Es muss doch eine Möglichkeit geben, Anerkennung und Respekt zu bekommen, OHNE es permanent einfordern zu müssen! Beispiele? Ich habe einige: Die Mütter in Paulas Schule und früher noch im Kindergarten bringen mir oft ihre Kinder, holen sie aber später als vereinbart ab. Sie alle wissen von meiner Transplantation. Kinder können immer gerne zu uns kommen. Ich tue das für Paula. Sie traut sich streckenweise nicht weg von mir, weil sie mich dann nicht unter ihrer Kontrolle hat und mir etwas Schlimmes passieren könnte. Sie hat es ja schon erlebt, es ist eine reale Angst. Warum können sie sich nicht in mich für einen Bruchteil einer Sekunde hineinversetzen? Im Gegenzug hätte ich mich auch mal über Unterstützung? Zwingen sie mich nicht direkt und indirekt dazu, zu jammern und mich über meine Situation zu beklagen, weil sie mich ansonsten nicht sehen, nicht ernst nehmen?

Meine Arbeit als Führungskraft in einem mittelgroßen Unternehmen hat mir immer sehr viel Spaß bereitet. Ich bin gerne zur Arbeit gegangen, habe mich wohl und akzeptiert gefühlt – hier wollte ich alt werden. Das Klima hat sich, seit ich transplantiert bin, für mich stark verändert, leider nicht zum Positiven. Die Arbeit war kein Spaziergang, sie hat mich von Anfang an sehr gefordert. Im Moment überlege ich sogar, sie hinzuschmeißen, weil mich das Klima an meinem Arbeitsplatz krank macht. Ich möchte nicht als Krüppel wahrgenommen werden, nicht als die, die sich anstrengen muss, um folgen zu können. Ich wünsche mir, gleichberechtigt ernst genommen zu werden im Team. Es begann damit, dass ich bei meinen ersten Arbeitstagen nach der Transplantation, von meinen Chefs nicht auf meinen neuen Zustand angesprochen wurde. Sie wussten natürlich von den Operationen und dass sich eventuell etwas bei mir geändert haben könnte. Ich habe also drei Monate abgewartet und dann aktiv das Gespräch gesucht. Ich habe nur kurz angeschnitten, was passiert ist und mit welchen Folgen ich jetzt zu leben habe. Ich habe mich in ihre Situation versetzt, wollte ihnen keine Romane über meine Krankengeschichte erzählen, ihnen nicht die Zeit rauben. Aber ich wollte sie wissen lassen, wie es mir ging und wie ich mich fühlte. Ich hatte auch gleich einen Plan dabei, wie mir die Arbeit leichter fallen könnte und sie trotzdem volle Leistung vom Team erhalten könnten. Ich habe einfach nur darum gebeten, dass die Aufgaben umgeschichtet werden, wie wir uns im Team im Vorfeld schon geeinigt hatten. Ich mache es kurz: Mein Chef ging auf nichts ein, er beharrte darauf, dass er auf die neuen Umstände keine Rücksicht nehmen könne. Das macht mich sehr unglücklich, unsichtbar zu sein und wieder nicht ernst genommen zu werden. Klar, ich erschien täglich zur Arbeit, ich schaffte alles, aber dass ich energetisch am Boden war, sah man mir ja nicht an … Je schlechter es mir geht, desto besser sehe ich aus. Und ich sah gut aus! Ich bekam laufend Komplimente, wie gut ich doch aussehe. Langsam ertappte ich mich bei dem Gedanken, wie viel einfacher es doch wäre, wenn ich jetzt im Rollstuhl säße. Dann sähe jeder gleich, was los ist und nähme Rücksicht. Mein „Rollstuhl“ befand sich eben im Körper, quer

über meinem Bauch. Und – verflixt, ich schäme mich für diese Gedanken! – leider nicht für jeden sichtbar.
Noch ein Beispiel? Eine Bekannte von mir, natürlich auch wissend um die Umstände der letzten Jahre, sagte zu mir beim Kaffeetrinken, ich könne ja in ein, zwei Jahren, wenn Paula 9 oder 10 Jahre alt ist, wieder Vollzeit arbeiten gehen. Vermutlich vertrat sie die Meinung, ich hätte keine Lust zu arbeiten oder hielt Paula für zu klein, um Vollzeit arbeiten zu gehen oder schöbe meine Krankengeschichte nur vor. Ich ging seit Jahren einige Stunden mehr als Halbtags ins Büro. Das machte ich nicht aus Spaß, sondern weil ich schlicht nicht zu mehr imstande war. Paula besuchte den Hort und für Besprechungen nach der Arbeitszeit organisierte ich immer eine Betreuung. Sollte ich also wirklich jedem mein Innerstes nach außen kehren, meine Seele offen legen, mich schwach geben? Das wollte ich nicht! Ich habe mir so sehr gewünscht, dass mein Umfeld um die Ecke denkt, eigene Schlüsse ziehen kann. Stattdessen haben die meisten einfach nur sich und ihren engsten Umkreis im Fokus. Das ist wahnsinnig schade. Wäre es anders, würde es uns allen das Zusammenleben erheblich erleichtern.
Wie schon gesagt, ich suche noch nach einer Möglichkeit, ich selbst bleiben zu können und den Respekt zu bekommen, den ich jetzt so dringend brau-

che. An anderen kann ich nichts ändern, bei mir selbst muss der Dreh- und Angelpunkt sein. Aber bei einem bin ich sicher: Nie im Leben werde ich dem allgemeinen Jammerchor beitreten!

11. Wann ist genug wirklich genug – oder – zu eigenständig für die Rente?

Etwa 1,5 Jahre nachdem ich erfolgreich transplantiert war, wieder voll im Berufs- und Familienleben stand, Paula und ich unsere Therapie besuchten und die Rücksicht meiner Umwelt gegen null ging, die Anforderungen aber diametral stiegen, bekam ich den Zusammenbruch, den mir meine vertraute Ärztin schon prophezeit hatte.
Es begann damit, dass mir meine Bürokollegin (direkter Kontakt mit Kollegen im gleichen Zimmer war nach der Transplantation eigentlich tabu, aber da ich den Job behalten wollte und aus finanziellen Gründen auch musste, nahm ich es hin) laufend ihre Krankengeschichte mit dramatischen Ausschmückungen erzählte. Ich wurde über jedes Detail ihres Bluthochdrucks unterrichtet. Dann fiel sie oft aus und ich musste ihre Arbeit mit übernehmen. Der Druck in meiner Behörde war enorm, normalerweise auf zwei Schultern verteilt, aber nun eben wegen ihres Bluthochdrucks alleinig auf meinem

Rücken. Wie schon gesagt, wussten meine Kollegen über meine Geschichte Bescheid, hatten aber keine Bedenken, mir die Last aufzuerlegen. Im Gegenteil, sie ergingen sich in Mitleid für meine Kollegin. Na gut, sie konnte eben jammern und wer jammert, bekommt Achtung. Hier zog ich also die Niete, denn jammern kam für mich nicht in Frage.

Als ich mich über eine Autopanne derart aufregte, dass ich einen ganzen Tag weinte, mich wie in Schockstarre befand und nicht mehr bewegen und nur sehr schwer atmen konnte, musste ich die Reißleine ziehen. Ich schilderte meiner Vertrauensärztin die Situation, verdammt schweren Herzens. Sie war schockiert und nahm mich dann in den Arm, atmete tief aus und sagte: „Endlich sind Sie soweit, darüber nachzudenken, Schluss zu machen mit diesem Wahnsinn. Sehen Sie sich an, wenn Sie so weitermachen, dann gebe ich Ihren neuen und übrigens auch den alten Organen noch ein halbes Jahr bis zum totalen Versagen. Wir beantragen jetzt die Frührente!"
Das traf mich wie ein Vorschlaghammer. Natürlich hatte ich auch schon kurz mit dem Gedanken gespielt. Es aber tatsächlich ins Auge zu fassen, löste massive Ängste aus. Ich war von Kindesbeinen an sehr leistungsorientiert erzogen worden. In unserer Familie waren, wie auch im späteren Arbeitsleben,

die Leistung, der Erfolg und auch das finanzielle Auskommen der Dreh- und Angelpunkt. Mein jüngerer Bruder hat eine gute Stelle bei einer Bank an der Wall Street in New York, mit reichlich finanziellem Auskommen. Mein Vater ist mit seinen über 70 Jahren noch Vollzeit als selbstständiger Bauingenieur tätig. Daneben steht eine kranke Tochter mit einem spärlichen Einkommen als Sozialpädagogin und finanzieller Fürsorge für drei Menschen. Das war schon unbefriedigend genug. Und jetzt sollte da also eine Tochter und Schwester stehen, die als Frührentnerin ihr Dasein fristet? Einen großen Teil meines Selbstwerts hatte ich schon immer aus meiner Doppelrolle der alleine erziehenden Zweifachmutter und meiner Berufstätigkeit gezogen. Worauf sollte ich künftig meinen Selbstwert bauen?

Während einer Visualisierung habe ich mein Leben betrachtet und wie es verlaufen würde, wenn ich so weitermachte wie bisher: mit dem Druck der Arbeit und dem ständigen Unterdrücken und Überspielen meines wahren Zustands.

Die Entscheidung wurde ein Prozess über mehrere Wochen und viele schlaflose Nächte. Aber dann siegte der Überlebenswille. Wozu hatte ich denn all das auf mich genommen, fragte ich mich. Um zu überleben, um an der Kante zu wandeln oder um wirklich zu leben (im Bewusstsein aller Nachteile, die ein Leben als Frührentnerin mit sich bringen

würde). Also machte ich Termine aus, füllte Anträge aus und holte Arztbriefe ein. Schon allein die Antragstellung ist ein Mammut-Projekt. Gut, dass ich völlig unbedarft an die Sache ranging. So konnte ich mir die Zuversicht leisten, die ich noch ganz zu Anfang hatte.
Viele der Probleme körperlicher Natur, vor allem Schmerzen, habe ich selbst in den Griff bekommen. Mit Homöopathie, mit Dehnungsübungen, mit Mediation, Visualisierung und „sich zusammenreißen", mit Schröpfen, Selbstmassage und Akupunktur. Heilmethoden, die ich meinen Ärzten nicht auf die Nase gebunden habe, die aber immer wieder griffen. Dabei tauchen sie aber in keiner Krankenakte auf. Ich bin nie wegen meiner Skoliose zum Arzt gegangen. Ich habe mich entschlossen, damit zu leben und nicht einer der zahlreichen Rückenpatienten in den Praxen zu werden. Dass ich einen psychisch schweren Rucksack trage und ich den Rucksack mal sortieren sollte, das weiß ich. Dieses Bewusstsein, die Ursache für mich geklärt zu haben, hat mir sehr viel Ruhe gegeben und mich vieles klaglos ertragen lassen.

Der erste Termin bei einer Gutachterin stand nun an. Sie, liebe Leser, haben im Laufe der letzten Seiten mich, Teile meiner Geschichte und meine Sicht auf die Dinge kennen gelernt.

Ich bin zu dem Termin gegangen mit dem Wissen, dass mich meine Ärzte unterstützen und eine Rente für mich dringend empfehlen würden. Es gibt Tipps im Internet, sich nicht die Haare zu waschen, verlottert zum Termin beim Gutachter zu erscheinen, dort zusammenzubrechen, zu jammern, mit seinem Schicksal zu hadern und heillos zu übertreiben, gar zu lügen. Ich habe mich dagegen entschieden. Ich bin bei der zugewiesenen Gutachterin erschienen in meinem Lieblingskleid, bester Laune, sämtlichen Unterlagen unterm Arm und der Freude auf eine Ärztin, die meine Situation im Gesamten sehen würde. Es kam ganz anders.
Ich hatte mich entschieden, die Gutachterin zu bitten, eine befristete Rente zu empfehlen, damit ich ein paar Monate Zeit gewinnen konnte, um mich zu orientieren, zu regenerieren und hoffentlich neu durchstarten zu können. Es käme für mich eh nur eine Erwerbsminderungsrente in Höhe von 207 € pro Monat heraus, da ich studiert und immer Teilzeit gearbeitet hatte, wegen der Kinder oder ganz einfach, weil ich nicht mehr konnte.
Ich fand mich also im Sprechzimmer einer Neurologin und Psychiaterin wieder. Die Dame wirkte freundlich und so wollte ich ihr den Anlass meines Gutachtens und den Verlauf meiner letzten Jahre kurz anskizzieren. Leider kam ich nicht dazu. Die Ärztin fragte mich nach meiner Schmerzsymptoma-

tik. Gut, Schmerzen hatte ich ja bis auf Kopfschmerzen und gelegentliche Stiche an der Narbe keine. „Ihre Geschichte interessiert weder mich noch die Rentenversicherung!“ Ok, das hatte gesessen. „Ein paar Schlaganfälle und dass Sie Smarties, äh Antidepressiva nehmen, das ist mittlerweile keine große Sache! Die Hürde bei der Rentenversicherung ist hoch!“, gab sie mir ungeduldig zu verstehen. Dass die Hürde hoch ist, finde ich gerechtfertigt und absolut richtig. Schließlich ist das Ansehen für einen Frührentner per se sehr gering. Aber sie kannte weder meine Immunsuppressiva noch Nebenwirkungen ... Das traf mich hart. Was sollte ich hier? Sie war keine Nierenfachärztin und mit dem Thema Transplantation gar nicht betraut. Verwundert stellte sie bei der körperlichen Untersuchung fest, dass meine Beine aufgrund der Schlaganfälle und der sterbenden Nerven vom früheren Diabetes taub waren. Ich mache es kurz: Sie nahm mich nicht ernst. Sie sagte zum Abschied noch, sie wisse gar nicht, was sie der Rentenversicherung berichten sollte. Zum Schluss kam noch der Hammer. Die Ärztin beugte sich über den Tisch zu mir und sagte: „Frau Bräutigam, ich habe hier Leute sitzen, die nicht mehr leben wollen!“ Ich beugte mich zu ihr und sagte: „Natürlich könnte ich Ihnen jetzt erzählen, dass ich nicht mehr leben wollte. Aber verdammt, ich habe einen unbändigen Lebenswillen,

ich habe Kinder und ich erbitte hier lediglich eine Auszeit von 1 bis 2 Jahren! Ich liebe meinen Beruf und sobald ich wieder fähig bin, will und werde ich wieder arbeiten gehen!“
„Wir werden sehen …“, kam als Antwort.
Dankeschön!
Es hat zwei Tage in mir gearbeitet und dann habe ich beschlossen, dass es die Sache wert ist, mittels einem Gegengutachten oder falls nötig mit einem Widerspruch zu kämpfen. Die alte Julia war nach zwei Tagen auferstanden. ☺

12. Ausblick

Morgen feiern Teile von mir ihren ersten Geburtstag in meinem Körper. Laut meiner Ärzte haben die Organe nach etwa 8 Wochen meine genetischen Merkmale angenommen und sind somit ein vollwertiger Teil von mir – physisch und zunehmend auch psychisch. Ich habe den Geburtstag gefeiert. Meiner Niere habe ich einen Ring geschenkt und meinem Pankreas eine Kette, die ich mir lange gewünscht habe. In der Nacht vor dem 01.10.2018 habe ich kaum geschlafen. Die Gedanken haben sich um das letzte Jahr gedreht – um das Leben, das ging, und das Leben, das in mich zurückgekehrt ist. Zu sagen, dass ich dankbar bin, wäre weitaus zu wenig. Es ist ein Gefühl, das tiefer und größer ist als Dankbarkeit. Vielleicht kann ein Todeskandidat, der in seiner Zelle begnadigt wird, einen Geschmack von diesem Gefühl haben. Ich kann und will es auch nicht beschreiben. Ich fühle es und ich genieße jeden Moment davon.

Nach der Transplantation sollte ich mich die ersten zwei Wochen täglich in der Ambulanz zum Check melden. Die Checks wurden dann sukzessive auf einen Turnus von einmal pro Woche auf alle drei Wochen ausgeweitet.

Bei einem der ersten Checks in der Transplantations-Ambulanz habe ich mit Paula kleine Nieren und Bauspeicheldrüsen aus Lebkuchenteig gebacken und dem Pflegepersonal an Sektflaschen hängend als Dankeschön übergeben. Seitdem weiß meine Paula sehr genau, wie unsere inneren Organe aussehen und erzählt das auch stolz – ob der andere es hören will oder nicht. Es wird wohl auch so bleiben, dass ich alle drei Wochen durch die langen weißen Gänge der Uniklinik wandere. Aber ich mache es so gerne! Ich liebe es, bestätigt zu bekommen, dass meine Organe gut funktionieren und bin zutiefst dankbar dafür, diese Bestätigung immer wieder zu bekommen.

Nach einem Jahr, wie übrigens zu jeder Jährung der Transplantation, werden umfangreiche Untersuchungen fällig: ein Belastungs-EKG, Ultraschall vom

Herz, 24h-Blutdruckmessung, Check beim Hautarzt auf Melanome, gynäkologische Untersuchungen, Check beim Urologen, Hämocult-Test, Sonografie vom Bauchraum, großes Blutbild und Vermessung des Körpers. Puh, geschafft! – Alle Untersuchungen sind abgehakt und es geht wieder einen großen Schritt weiter Richtung annähernder Normalität.
Realistischen Einschätzungen nach werden meine Organe im Schnitt 12-15 Jahre in meinem Körper ihren Dienst tun. Aber wer sagt denn, dass ich nicht die Ausnahme sein kann? Ich beschäftige mich lediglich in sehr schwachen Momenten für einen Bruchteil von Sekunden mit der Frage, was sein wird, wenn die Organe nicht mehr funktionieren. Ich halte es hier wie schon vor den Transplantationen: Ich habe es nicht wirklich auf dem Schirm. Ältere Leute hört man sagen, sie fahren jetzt zum Bergsteigen, Segeln oder in ein fremdes Land, solange sie es noch können. Muss man automatisch davon ausgehen, es irgendwann nicht mehr zu können? Setze ich mir diese Grenze selbst? Wenn ich meinen Organen suggeriere, ich genieße sie, s*olange* sie ihren Dienst tun, dann stelle ich ihr Ende damit in den Raum.
Ich bin der Meinung, genug gelernt zu haben auf dieser Ebene. Genug für dieses Leben. Ich habe fest vor, meine Niere und meine Bauchspeicheldrüse mit keinem Verfallsdatum zu versehen. Sie werden mich

ein Leben lang begleiten. Und dieses Leben mit meinen wunderbaren neuen Organen ist alles, wofür mein Horizont in diesem Bezug reichen darf, reichen muss.
Nach wie vor knabbere ich noch hart an der Einstellung anderer Menschen gegenüber mir. Wie oft höre ich in Momenten, in denen es mir tatsächlich nicht gut geht, ich es aber niemanden spüren lassen möchte: „Ich freue mich, wie wunderbar es Ihnen geht. Sie sehen großartig aus!" Meine Arbeitskollegen reden von der Zeit, die ich nach der Transplantation nicht im Dienst war, von dem „langen Ausfall". Es waren zwei Monate. Zwei Monate „Ausfall" nach einer zweiten Transplantation von zwei Organen. Im Nachgang muss ich mir eingestehen, dass es für mich selbst und für die Wirkung auf mein Umfeld besser gewesen wäre, wenn ich mir wesentlich mehr Zeit genommen hätte, um in den Job zurückzukehren. Damals wollte ich so schnell wie möglich wieder einsteigen. Ich wollte Normalität im totalen Ausnahmezustand.
Dauernd hatte ich das Gefühl, mich beweisen zu müssen. Mithalten zu müssen mit den Kollegen. De fakto nahm niemand Rücksicht. Ich fordere die Rücksicht wahrscheinlich auch nicht. Das ist eine Aufgabe an mich selbst für die Zukunft. Aber wie war der Ansatz? Herausforderungen wollen gemeis-

tert werden und sie sind eben meistens nicht angenehm oder nebenbei zu meistern.
Ich verfolge die momentane Diskussion rund um die Organspende mit großem Interesse. Aber mit weitaus weniger persönlichem Engagement, als manche von mir als Betroffene erwarten würden. Ich setze nicht voraus, dass jeder in meinem Bekanntenkreis einen Spenderausweis trägt. Ich leiste keine Überzeugungsarbeit. Ich weiß noch nicht einmal, ob ich in der eigenen Familie Werbung für Organspende machen würde. Ich möchte niemanden bekehren. Jeder muss für sich selbst entscheiden, wie er mit seinem Körper umgehen möchte – im Leben und nach dem Tod. Ich leiste meinen Beitrag auf anderer Ebene. Ich möchte zeigen, nicht zuletzt auch mit diesem Buch, wie man an das Thema Organspende herangehen kann.
Der Antrag auf die Rente läuft und ich rechne aufgrund des Desaster-Gutachtens mit einer Ablehnung. Aber ich werde um die 200 € im Monat kämpfen. Schon aus Prinzip, weil ich in meinen Augen nichts falsch gemacht habe, weil ich nicht gelogen habe. Ich habe mich offen, verletzlich und absolut ehrlich gezeigt. Das sollte nie zum Nachteil gereichen. Ich habe viel selbst getan, habe ungewöhnliche Methoden und Techniken genutzt, die die Krankenversicherung finanziell entlasten. Ich habe Eigeninitiative

ergriffen. Und die Frage dröhnt in meinem Kopf: Wann ist eigentlich genug genug?
ICH habe mich dazu entschieden, die gespendeten Organe mit maximalem Respekt und noch mehr Liebe zu überschütten. Ich bin dankbar für die Entscheidung meines Spenders. Ich bin demütig dem Leben gegenüber. Die Organspende beinhaltet für mich den Auftrag, würdig mit diesem maximal großen Geschenk umzugehen: Ich nehme meine Tabletten regelmäßig und ohne Ausnahme. Ich bewege mich, wo der Ort und die Zeit es auch immer zulassen. Ich unterziehe mich allen Checks. Ich werde nicht panisch, lethargisch, ungehalten oder genervt. Ich schulde es mir und meinem Spender, unseren Organen ein wunderbares zweites Leben zu schenken. Mein Glück lag in der Krankheit, weil ich den Menschen, der ich durch all die Erfahrungen geworden bin, mehr liebe und wertschätze als die alte Julia. Und weil ich meine Sicht auf die Dinge und meinen Umgang damit weitergeben darf.

Impressum:

Manuela Kinzel Verlag
73037 Göppingen
Tel. 07165 / 929 399

info@manuela-kinzel-verlag.de
www.manuela-kinzel-verlag.de

1. Auflage 2019

ISBN 978-3-95544-134-0